中等职业教育中餐烹饪专业教材

餐饮食品安全与操作

王京法◎主编

CANYIN SHIPIN ANQUAN
YU CAOZUO

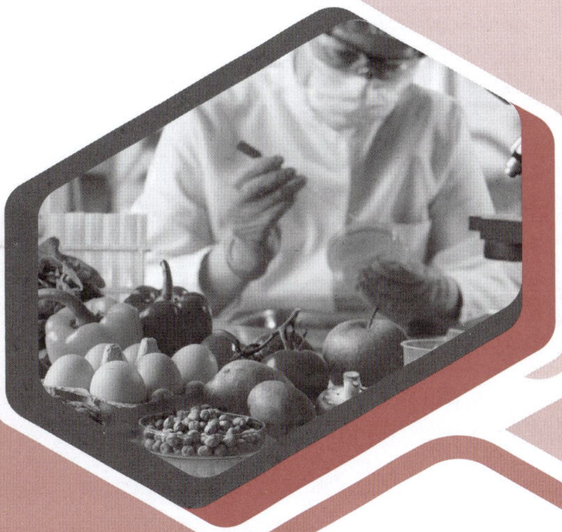

中国轻工业出版社

图书在版编目（CIP）数据

餐饮食品安全与操作 / 王京法主编. —北京：中国轻工业出版社，2024.1

ISBN 978-7-5184-4632-2

Ⅰ. ① 餐…　Ⅱ. ① 王…　Ⅲ. ① 饮食业—食品安全—中等专业学校—教材　Ⅳ. ① R155.6

中国国家版本馆CIP数据核字（2023）第220734号

责任编辑：贺晓琴　吴曼曼　　责任终审：劳国强　　整体设计：锋尚设计
策划编辑：史祖福　贺晓琴　　责任校对：晋　洁　　责任监印：张　可

出版发行：中国轻工业出版社（北京鲁谷东街 5 号，邮编：100040）
印　　刷：三河市万龙印装有限公司
经　　销：各地新华书店
版　　次：2024年1月第1版第1次印刷
开　　本：787 × 1092　1/16　印张：10.25
字　　数：236 千字
书　　号：ISBN 978-7-5184-4632-2　定价：39.00 元
邮购电话：010-85119873
发行电话：010-85119832　010-85119912
网　　址：http://www.chlip.com.cn
Email：club@chlip.com.cn

230510J3X101ZBW

本书编写人员

主　编	王京法	昆明学院
副主编	刘福灿	昆明学院
	马乐文	云南省曲靖应用技术学校
	方天慧	曲靖市宣威第一职业技术学校
参　编	（排名不分前后）	
	左绕针	浙江海洋大学
	何慧琳	大理技师学院
	谢丽梅	昆明高级技工学校
	杨丽霞	大理市中等职业学校
	陈溢珊	云南省曲靖应用技术学校
	李学慧	漯河技师学院
	邓晓勤	云南红河技师学院
	郭光泽	大理州财贸学校
	阿发超	大理市中等职业学校
	田玉平	黔南民族职业技术学院
	李本成	昆明高级技工学校
	张津玮	昆明市盘龙职业高级中学
	秦倩倩	重庆市经贸中等专业学校
	杨治荣	大理市中等职业学校
	李　红	云南红河技师学院
	潘　蕾	云南红河技师学院
	李亚锦	大理市中等职业学校
	刘林凤	鹤庆县职业高级中学
	王　乾	云南红河技师学院
	张克波	云南怒江州民族中等专业学校
	白　雪	禄丰市职业高级中学

PREFACE

前言

党的二十大报告以“六个坚持”对习近平新时代中国特色社会主义思想的世界观和方法论作出系统概括和阐述，并将“坚持人民至上”作为首要内容。

俗话说“民以食为天，食以安为先”。保障国民吃得饱、吃得好，保障食品安全、提高生命质量，是基本的民生问题。我国现行教育体系中涉及食品质量和安全专业知识的专业，除普通高等教育的食品科学与工程类专业外，主要集中在职业教育的餐饮类专业。

目前，我国大部分普通高等教育本科烹饪与营养教育专业生源既包括普通高中毕业生，又包括来自职业教育体系的大专和中专毕业生。长期以来，烹饪类、餐饮类专业的食品质量和安全类课程教学分工存在一定交叉，衔接性也有待进一步提高。

本系列教材的编写既充分考虑餐饮食品质量与安全相关课程的高等教育与职业教育的贯通和衔接性，又考虑到普通高中毕业生在烹饪与营养教育本科专业高等教育阶段相关知识体系的完整性。

本系列教材共分5部：《餐饮食品安全与操作》《餐饮食品安全与管理》《食品安全基础》《餐饮食品质量与安全管理》《食品安全案例分析》，可供相关院校和培训机构选用。《餐饮食品安全与操作》适合中等职业教育的中餐烹饪、西餐烹饪、中西面点等专业选用；《餐饮食品安全与管理》适合高等职业教育大专层次的餐饮智能管理、烹饪工艺与营养、中西面点工艺、西式烹饪工艺、营养配餐等专业选用；《食品安全基础》适合普通高等教育本科的烹饪与营养教育专业作为基础课教材或食品科学与工程类的其他本科专业选用；《餐饮食品质量与安全管理》适合烹饪与营养教育专业、烹饪与餐饮管理等本科专业选用；《食品安全案例分析》适合作为本系列教材的教辅或者餐饮类专业教育选修课的教材使用。此外，本套教材可以作为培训机构或餐饮服务单位培训的参考教材使用。

《餐饮食品安全与操作》介绍了最基本的餐饮食品安全基础知识，同时参考了我国政府部门对餐饮企业的强制要求，重点围绕相关基础知识和国家强制要求在实践中的应用，具有较强的可操作性和较好的实践指导价值。

本系列教材是食品质量与安全管理知识、标准与法规在餐饮行业的具体应用，既涉及相关学科的科学知识，又涉及我国食品标准与法规，跨度较大，不足之处在所难免，敬请读者指正。

编者

2023年9月

CONTENTS

目录

第一章

餐饮食品安全

第一节　我国食品安全治理体系

一、食品安全的概念

根据《中华人民共和国食品安全法》的描述，食品是指各种供人食用或者饮用的成品和原料以及按照传统既是食品又是中药材的物品，但是不包括以治疗为目的的物品。食品安全，指食品无毒、无害，符合应当有的营养要求，对人体健康不造成任何急性、亚急性或者慢性危害。可以看出食品安全本质上是对食品无危害及营养供给的要求，也是对食品的最基本要求。

二、我国现行食品安全治理体系

在我国，食品安全治理经过长期的探索逐渐形成了“预防为主、风险管理、全程控制、社会共治”的工作格局，是建立了科学、严格的监督管理制度的全面治理体系。

县级以上人民政府食品安全监督管理部门和其他有关部门、食品安全风险评估专家委员会及其技术机构，按照科学、客观、及时、公开的原则，组织食品生产经营者、食品检验机构、认证机构、食品行业协会、消费者协会以及新闻媒体等，就食品安全风险评估信息和食品安全监督管理信息进行交流沟通。食品安全的保障主要由以下几部分构成。

（一）预防

食品安全工作以预防为主，指各项安全保障工作要关口前移，而不是等到发生问题再查处、追责，要提前消除食品安全隐患，防患于未然。

在食品安全法中充分体现了预防为主的原则，如规定责任约谈制度。对于政府相关部门，要求食品安全监管部门及时监管、发现和消除隐患：“县级以上人民政府食品安全监督管理等部门未及时发现食品安全系统性风险，未及时消除监督管理区域内的食品安全隐患的，本级人民政府可以对其主要负责人进行责任约谈。地方人民政府未履行食品安全职责，未及时消除区域性重大食品安全隐患的，上级人民政府可以对其主要负责人进行责任约谈。被约谈的食品安全监督管理等部门、地方人民政府应当立即采取措施，对食品安全监督管理工作进行整改。”此外，按照《中华人民共和国食品安全法》的要求，我国从2010年开始组织实施国家食品安全风险监测和风险评估工作，已初步掌握了主要食品污染状况和趋势，对发现的隐患及时开展风险评估，通报相关监管部门及时制定、修订相关限量标准，有效发挥了监测评估的预警作用。

对于食品生产经营者，食品安全法要求“食品生产经营过程中存在食品安全隐患，未及时采取措施消除的，县级以上人民政府食品安全监督管理部门可以对食品生产经营者的法定代表人或者主要负责人进行责任约谈。食品生产经营者应当立即采取措施，进行整改，消除隐患。责任约谈情况和整改情况应当纳入食品生产经营者食品安全信用档案”。食品安全法还要求食品生产经营者建立自查制度，规定“食品生产经营者应当建立食品安全自查制度，定期对食品安全状况进行检查评价。生产经营条件发生变化，不再符合食品安全要求的，食品生产经营者应当立即采取整改措施；有发生食品安全事故潜在风险的，应当立即停止食品生产经营活动，并向所在地县级人民政府食品安全监督管理部门报告”。

国家在要求食品生产经营企业遵守法律法规和食品安全国家标准基础上，还鼓励和支持食品生产经营者为提高食品安全水平采用先进技术和先进管理规范，鼓励食品生产经营企业符合良好生产规范要求，实施危害分析与关键控制点体系。

（二）风险管理

食品安全的风险管理是指食品安全风险监测、风险评估、风险交流、风险监督管理等与风险有关的制度与措施。我国已经逐渐建立起一套食品安全风险管理体系。

国务院卫生行政部门依照食品安全法和国务院规定的职责，组织开展食品安全风险监测和风险评估，会同国务院食品安全监督管理部门制定并公布食品安全国家标准。

食品安全风险监测结果表明可能存在食品安全隐患的，县级以上人民政府卫生行政部门会及时将相关信息通报同级食品安全监督管理、农业行政等部门，并报告本级人民政府和上级人民政府卫生行政部门。

食品安全监督管理等部门会组织开展进一步调查。县级以上人民政府食品安全监督管理部门根据食品安全风险监测、风险评估结果和食品安全状况等，确定监督管理的重点、方式和频次，实施风险分级管理。食品安全风险监测结果表明存在食品安全隐患，食品安全监督管理等部门经进一步调查确认有必要通知相关食品生产经营者的，会通知食品生产经营者。为了强化食品生产经营风险管理，科学有效实施监管，落实食品安全监管责任，保障食品安全，原食品药品监督管理局还印发了《食品生产经营风险分级管理办法》（简称《办法》）。该《办法》以风险分析为基础，结合食品生产经营者的食品类别、经营业态及生产经营规模、食品安全管理能力和监督管理记录情况，按照风险评价指标，划分食品生产经营者风险等级，并要求结合地方监管资源和监管能力，对食品生产经营者实施不同程度的监督管理。

（三）全程控制

我国正逐步建立起食品生产消费的全过程风险管控和监管机制，树立起“从农田到餐桌”全程风险防控理念，综合运用风险监测评估、行政许可、日常监管、监督抽检等手段，加强风险交流平台建设，切实做到严防、严管、严控食品安全风险。

我国已经逐步建立起程序公开透明、多领域专家广泛参与、评审科学权威的标准研制制度以及全社会多部门深入合作的标准跟踪评价机制，涵盖国家、省、市、县四级食品污染和有害因素监测、食源性疾病监测两大监测网络以及国家食品安全风险评估体系。截至2023年9月，我国已发布食品安全国家标准1563项，涵盖从农田到餐桌、从生产加工到产品全链条各环节主要的健康危害因素，保障各类人群的饮食安全。

（四）社会共治

食品安全社会共治，是指调动社会各方力量，包括政府相关职能部门、有关生产经营单位、社会团体、第三方企业、教育机构、媒体乃至社会成员个人，共同参与食品安全工作，推动完善社会管理手段，形成食品安全社会共治的格局。

依法治国要求政府在法律框架内行权，政府对食品安全的监管已难以做到“无所不在”“无所不能”，需要各利益相关者和多社会主体的积极参与。《中华人民共和国食品安全法》在一些具体规定上充分体现了社会共治原则，比如食品行业协会应当加强行业自律，按照章程建立健全行业规范和奖惩机制，提供食品安全信息、技术等服务，引导和督促食品生产经营者依法生产经营，推动行业诚信建设，宣传、普及食品安全知识；消费者协会和其他消费者组织对违反食品安全法的规定，侵害消费者合法权益行为，依法进行社会监督；对查证属实的举报，应给予举报人奖励，对举报人的相关信息予以保密，保护其合法权益，对举报所在企业食品安全违法行为的内部举报人给予特别保护，明确企业不得以解除或者变更劳动合同等方式，对举报人进行打击报复；强调监管部门应当准确、及时、客观地公布食品安全信息，鼓励新闻媒体对食品安全违法行为进行舆论监督，同时规定有关食品安全的宣传报道应当客观、真实，任何单位和个人不得编造、散布虚假食品安全信息等。

社会共治是社会管理的新举措，是实现公共利益最大化的一种重要途径，也是解决食品安全监管中存在的监管力量相对不足等突出问题的有效手段。食品安全社会共治，需要政府监管责任和企业主体责任共同落实，行业自律和社会监督相互促进，形成社会各相关方良性互动、有序参与、共同监督的良好社会环境，引导食品生产经营者落实主体责任，强化道德观念，倡导诚信从业风气，促使食品安全保障由单纯依靠食品安全监管部门向多方主体主动参与、共同发挥作用的综合治理手段的方向发展。

（五）监督管理制度

制度可理解为在一定历史条件下形成的法令、法规、规范、规定等。我国的食品安全监督管理制度主要是由一系列的法律法规、强制标准、规章、行政规范性文件等与食品安全有关的规范性文件和条款构成。

1997年9月党的十五大报告提出“依法治国，建设社会主义法治国家”这一重大目标。党的十八届四中全会通过的《中共中央关于全面推进依法治国若干重大问题的决定》，对新形势下全面推进依法治国作出战略部署。2014年10月习近平总书记强调：“推进国家治理体系和治理能力现代化，必须坚持依法治国，为党和国家事业发展提供根本性、全局性、长期性的制度保障。”随着依法治国的部署和推进，食品安全的监督管理也逐渐走向更加规范的依法监督管理，围绕“科学、统一、权威、高效”的目标，我国不断深化食品安全监管体制改革，走过了从分散监管、综合监管到统一监管的艰难过程。食品安全监管也逐渐进入新阶段，由单一监管走向了全面治理。

要全面深入地理解我国食品安全监督管理制度，就要深入地研究食品安全相关的法律法规、标准、规章、行政规范性文件等与食品安全有关的规范性文件和条款构成。

三、我国食品安全治理体系的主要参与者

（一）政府相关部门与机构

1．地方人民政府

《中华人民共和国食品安全法》对地方人民政府在食品安全中所负的责任进行了明确规定。

（1）县级以上地方人民政府对本行政区域的食品安全监督管理工作负责，统一领导、组织、协调本行政区域的食品安全监督管理工作以及食品安全突发事件应对工作，建立健全食品安全全程监督管理工作机制和信息共享机制。

（2）县级以上地方人民政府依照《中华人民共和国食品安全法》和国务院的规

定，确定本级食品安全监督管理、卫生行政部门和其他有关部门的职责。有关部门在各自职责范围内负责本行政区域的食品安全监督管理工作。

（3）县级以上地方人民政府实行食品安全监督管理责任制。上级人民政府负责对下一级人民政府的食品安全监督管理工作进行评议、考核。县级以上地方人民政府负责对本级食品安全监督管理部门和其他有关部门的食品安全监督管理工作进行评议、考核。

（4）县级以上地方人民政府应当对食品生产加工小作坊、食品摊贩等进行综合治理，加强服务和统一规划，改善其生产经营环境，鼓励和支持其改进生产经营条件，进入集中交易市场、店铺等固定场所经营，或者在指定的临时经营区域、时段经营。

（5）县级以上人民政府应当将食品安全工作纳入本级国民经济和社会发展规划，将食品安全工作经费列入本级政府财政预算，加强食品安全监督管理能力建设，为食品安全工作提供保障。县级以上人民政府食品安全监督管理部门和其他有关部门应当加强沟通、密切配合，按照各自职责分工，依法行使职权，承担责任。

（6）县级以上地方人民政府应当根据有关法律法规的规定和上级人民政府的食品安全事故应急预案以及本行政区域的实际情况，制定本行政区域的食品安全事故应急预案，并报上一级人民政府备案。

（7）县级以上人民政府食品安全监督管理部门根据食品安全风险监测、风险评估结果和食品安全状况等，确定监督管理的重点、方式和频次，实施风险分级管理。县级以上地方人民政府组织本级食品安全监督管理、农业行政等部门制定本行政区域的食品安全年度监督管理计划，向社会公布并组织实施。

2．食品安全委员会

（1）国务院食品安全委员会　国务院食品安全委员会（简称食品安全委员会）是根据《中华人民共和国食品安全法》的规定，为贯彻落实食品安全法，切实加强食品安全监管工作成立的机构。国务院食品安全委员会负责分析食品安全形势，研究部署、统筹指导食品安全工作，提出食品安全监督管理的重大政策措施，督促落实食品安全监督管理责任。县级以上地方人民政府食品安全委员会按照本级人民政府规定的职责开展工作。2018年3月，根据第十三届全国人民代表大会第一次会议批准的国务院机构改革方案，将国务院食品安全委员会具体工作交由国家市场监督管理总局承担。

（2）基层食品安全委员会（或食品安全领导小组）　通常负责综合协调食品安全的检测和评价工作，会同有关部门制定食品安全监管信息发布办法并监督实施，综合有关部门的食品安全信息并定期向社会公布，协调处理以政府名义开展的对外食品安全工作事宜，承办县委、县政府和县政府办公室交办的其他事项。

3．市场食品安全监督管理部门

市场食品安全监督管理部门在部级层面由国家市场监督管理总局负责，地方层面由省、市、区（县）的对应部门负责。国家市场监督管理总局和地方市场监督管理部门共同组成市场监督管理体系，国家市场监督管理总局职能更侧重政策层面，基层市场监督管理部门主要进行市场监督管理工作的执行。

（1）国家市场监督管理总局　国家市场监督管理总局下属的与食品安全监督管理相关的部门主要有：食品安全协调司、食品生产安全监督管理司、食品经营安全监督管理司、特殊食品安全监督管理司、食品安全抽检监测司、产品质量安全监督管理司等，它们分担不同的食品安全工作。

①食品安全协调司：拟订推进食品安全战略的重大政策措施并组织实施；承担统筹协调食品全过程监管中的重大问题，推动健全食品安全跨地区跨部门协调联动机制工作；承办国务院食品安全委员会日常工作。

②食品生产安全监督管理司：分析掌握生产领域食品安全形势，拟订食品生产监督管理和食品生产者落实主体责任的制度措施并组织实施；组织食盐生产质量安全监督管理工作；组织开展食品生产企业监督检查，组织查处相关重大违法行为；指导企业建立健全食品安全可追溯体系。

③食品经营安全监督管理司：分析掌握流通和餐饮服务领域食品安全形势，拟订食品流通、餐饮服务、市场销售食用农产品监督管理和食品经营者落实主体责任的制度措施，组织实施并指导开展监督检查工作；组织食盐经营质量安全监督管理工作；组织实施餐饮质量安全提升行动；指导重大活动食品安全保障工作；组织查处相关重大违法行为。

④特殊食品安全监督管理司：分析掌握保健食品、特殊医学用途配方食品和婴幼儿配方乳粉等特殊食品领域安全形势，拟订特殊食品注册、备案和监督管理的制度措施并组织实施；组织查处相关重大违法行为。

⑤食品安全抽检监测司：拟订全国食品安全监督抽检计划并组织实施，定期公布相关信息；督促指导不合格食品核查、处置、召回；组织开展食品安全评价性抽检、风险预警和风险交流；参与制定食品安全标准、食品安全风险监测计划，承担风险监测工作，组织排查风险隐患。

⑥产品质量安全监督管理司：拟订国家重点监督的产品目录并组织实施；承担产品质量国家监督抽查、风险监控和分类监督管理工作；指导和协调产品质量的行业、地方和专业性监督；承担工业产品生产许可管理和食品相关产品质量安全监督管理工作；承担棉花等纤维质量监督工作。

⑦其他：国家市场监督管理总局还有一些机关也会涉及食品安全事宜，如法规司、认可与检验检测监督管理司、标准技术管理司、认证监督管理司及一些单位。

（2）基层市场监督管理部门　不同地方的区和县下设的市场监督管理局内部分科（股）可能有所不同，有的把食品生产安全监督管理和食品经营、食品安全监督管理分开，有的则合并为食品安全监管科（股），还有的把食品安全监管工作分为食品生产流通安全监督管理科（股）和食品餐饮安全监督管理科（股）等。基层市场监督管理部门承担食品安全监督管理的具体执行工作。通常，基层市场监督管理部门在食品安全方面通常主要负责，但不局限于以下工作：拟订推进国家、省、市食品安全战略的重大政策措施并组织实施，统筹协调食品全过程监管中的问题，推动健全食品安全跨地区跨部门协调联动工作机制；拟订并组织实施食品生产监督管理和食品生产经营者落实主体责任的制度措施；负责辖区食品生产和经营许可的监督检查和许可信息的备案登记管理；组织实施食品安全监督抽检计划，定期公布相关信息；组织特殊食品生产质量安全监督管理工作和食盐专营管理和食盐质量安全监督管理工作；组织开展食品生产经营企业（可能含食品生产小作坊和流动摊贩）及食品相关品生产企业监督检查，并查处违法行为；在监督管理工作中发现需要进行食品安全风险评估的，向卫生健康部门提出建议；参与食品安全事故的调查与处理；组织实施不合格食品核查、处置、召回；参与食品安全宣传教育工作；指导企业建立健全食品安全可追溯体系。

4．其他食品安全相关职能部门

（1）卫生行政部门　包括中华人民共和国国家卫生健康委员会（简称国家卫生健康委员会）和基层卫生行政部门。

①国家卫生健康委员会：国家卫生健康委员会食品安全标准与监测评估司内设综合处、食品安全标准管理处、食品安全风险监测与评估处、食品营养处，主要负责组织会同相关部门拟订食品安全国家标准，开展食品安全风险监测、评估和交流，承担新食品原料、食品添加剂新品种、食品相关产品新品种的安全性审查。

②基层卫生行政部门：基层卫生行政局在食品安全监督管理方面的工作主要有负责食品安全风险评估工作；会同市场监督管理等部门制订、实施食品安全风险监测计划；对通过食品安全风险监测或者接到举报发现食品可能存在安全隐患的，组织进行检验和食品安全风险评估，并及时向同级市场监督管理局等部门通报食品安全风险评估结果；在调查处理传染病或者其他突发公共卫生事件中发现与食品安全相关的信息，及时通报同级食品安全监督管理部门；发生食品安全事故，疾病预防控制机构（隶属于卫生行政部门）对事故现场进行卫生处理，并对与事故有关的因素开展流行病学调查，并向同级食品安全监督管理、卫生行政部门提交流行病学调查报告；医疗机构（公办的隶属于卫生行政部门）发现其接收的病人属于食源性疾病病人或者疑似病人的，应当按照规定及时将相关信息向所在地县级人民政府卫生行政部门报告。

（2）农业行政部门　包括中华人民共和国农业农村部（简称农业农村部）和基层农业农村部门。

①农业农村部：农业农村部农产品质量监管司内设综合处、标准处、监测处、监督处、应急与评估处，主要负责组织实施农产品质量安全监督管理有关工作；指导农

产品质量安全监管体系、检验检测体系和信用体系建设；承担农产品质量安全标准、监测、追溯、风险评估等相关工作。

②基层农业农村部门：主要负责农产品质量安全监督管理。组织开展农产品质量安全监测、追溯、风险评估，发布有关农产品质量安全状况信息；参与制定和执行农产品质量安全地方标准；指导农业检验检测体系建设。

（3）出入境检验检疫部门　包括中华人民共和国海关总署（简称海关总署）和基层进出口食品安全部门。

①海关总署：海关总署进出口食品安全局拟订进出口食品、化妆品安全和检验检疫的工作制度，依法承担进口食品企业备案注册和进口食品、化妆品的检验检疫、监督管理工作，按分工组织实施风险分析和紧急预防措施工作。依据多双边协议承担出口食品相关工作。海关总署还设有卫生检疫司、动植物检疫司和商品检验司与检验和检疫有关的部门，但食品安全局主要负责食品进出口食品安全相关工作。

②基层进出口食品安全部门：拟订关区进出口食品、化妆品安全和检验检疫管理规范；依法承担进口食品企业备案注册和进口食品、化妆品检验检疫、监督管理工作；按分工组织实施风险分析和紧急预防措施；依据多双边协议承办出口食品相关工作。

（4）公安机关　在食品安全方面，公安部门主要负责建立完善行政执法和刑事司法衔接机制。县级以上人民政府食品安全监督管理等部门发现涉嫌食品安全犯罪的，会按照有关规定及时将案件移送公安机关。对移送的案件或公安部门发现的，经审查认为有犯罪事实需要追究刑事责任的，公安部门立案侦查。公安机关在食品安全犯罪案件侦查过程中认为没有犯罪事实，或者犯罪事实显著轻微，不需要追究刑事责任，但依法应当追究行政责任的，会将案件移送食品安全监督管理等部门和监察机关进行处理。

违反食品安全法，情节严重，许可证被吊销，需依法拘留的，公安机关对其直接负责的主管人员和其他直接责任人依法实施拘留。违法使用剧毒、高毒农药的，除依照有关法律法规规定给予处罚外，可以由公安机关依法拘留。

违反食品安全法规定，拒绝、阻挠、干涉有关部门、机构及其工作人员依法开展食品安全监督检查、事故调查处理、风险监测和风险评估，构成违反治安管理行为的，由公安机关依法给予治安管理处罚。

违反食品安全法的规定，编造、散布虚假食品安全信息，构成违反治安管理行为的，由公安机关依法给予治安管理处罚。

公安机关对发现的食品安全违法行为，经审查没有犯罪事实或者立案侦查后认为不需要追究刑事责任，但依法应当予以行政拘留的，作出行政拘留的处罚决定；不需要予以行政拘留但依法应当追究其他行政责任的，将案件及有关材料移送同级食品安全监督管理等部门处理。

发布未依法取得资质认定的食品检验机构出具的食品检验信息，或者利用上述检验信息对食品、食品生产经营者进行等级评定，欺骗、误导消费者，构成违反治安管理行为的，由公安机关依法给予治安管理处罚。

阻碍食品安全监督管理等部门工作人员依法执行职务，构成违反治安管理行为的，由公安机关依法给予治安管理处罚。

（二）食品生产经营者

食品生产经营者对其生产经营食品的安全负责。食品生产经营者应当依照法律法规和食品安全标准从事生产经营活动，保证食品安全，诚信自律，对社会和公众负责，接受社会监督，承担社会责任。

消费者因不符合食品安全标准的食品受到损害的，可以向经营者要求赔偿损失，也可以向生产者要求赔偿损失。接到消费者赔偿要求的生产经营者，应当实行首负责任制，先行赔付，不得推诿；属于生产者责任的，经营者赔偿后有权向生产者追偿；属于经营者责任的，生产者赔偿后有权向经营者追偿。

（三）第三方机构

1．检验与认证机构

食品生产企业应当就原料检验、半成品检验、成品出厂检验等制定并实施控制措施；中央厨房和集体用餐配送单位应制定检验检测计划，定期对大宗食品原料、加工制作环境等自行或委托具有资质的第三方机构进行检验检测。食品检验机构、食品检验人员出具虚假检验报告的，由授予其资质的主管部门或者机构撤销该食品检验机构的检验资质，没收所收取的检验费用，并处检验费用五倍以上十倍以下罚款，检验费用不足一万元的，并处五万元以上十万元以下罚款；依法对食品检验机构直接负责的主管人员和食品检验人员给予撤职或者开除处分；导致发生重大食品安全事故的，对直接负责的主管人员和食品检验人员给予开除处分。食品检验机构出具虚假检验报告，使消费者的合法权益受到损害的，应当与食品生产经营者承担连带责任。

国家鼓励食品生产经营企业符合良好生产规范（GMP）要求，实施危害分析与关键控制点（HACCP）体系，提高食品安全管理水平。认证机构出具虚假认证结论的，由认证认可监督管理部门没收所收取的认证费用，并处认证费用五倍以上十倍以下罚款，认证费用不足一万元的，并处五万元以上十万元以下罚款；情节严重的，责令停业，直至撤销认证机构批准文件，并向社会公布；对直接负责的主管人员和负有直接责任的认证人员，撤销其执业资格。

2．科研机构

国家鼓励和支持开展与食品安全有关的基础研究、应用研究，鼓励和支持食品生产经营者为提高食品安全水平采用先进技术和先进管理规范。国家对农药的使用实行严格的管理制度，加快淘汰剧毒、高毒、高残留农药，推动替代产品的研发和应用，鼓励使用高效、低毒、低残留农药。

3．保险公司

国家鼓励食品生产经营企业参加食品安全责任保险。办理食品安全责任保险，是以被保险人对因其生产经营的食品存在缺陷造成第三者人身伤亡和财产损失时依法应负的经济赔偿责任为保险标的的保险。食品生产经营企业应积极参加食品安全责任险，通过投保提高企业风险承受能力，落实食品安全主体责任。

（四）社会团体

社会团体是指由自然人、法人和其他组织自愿组成，为实现会员的共同意愿，按照章程开展活动的非营利性社会组织。

1．食品行业协会

食品行业协会通过加强行业自律，按照章程建立健全行业规范和奖惩机制，提供食品安全信息、技术等服务，引导和督促食品生产经营者依法生产经营，推动行业诚信建设，宣传、普及食品安全知识。

2．消费者协会

消费者协会和其他消费者组织对损害消费者合法权益的行为，可依法进行社会监督。

（五）教育培训机构

国家将食品安全知识纳入国民素质教育内容，普及食品安全科学常识和法律知识，增强全社会的食品安全意识。涉及食品生产经营知识的相关教育培训机构应主动普及食品安全知识。

（六）媒体

新闻媒体开展食品安全法律法规以及食品安全标准和知识的公益宣传，并对食品安全违法行为进行舆论监督。

（七）其他组织及个人

任何组织或者个人都有权举报食品安全违法行为，依法向有关部门了解食品安全信息，对食品安全监督管理工作提出意见和建议。在食品安全工作中做出突出贡献的单位和个人，可按照国家有关规定得到表彰、奖励。

第二节　食源性疾病与食品污染

一、食源性疾病的概念

“食源性疾病”一词由传统的“食物中毒”逐渐发展而来，是对“由食物摄入引起的疾病”在认识上的不断深入。世界卫生组织（WHO）将食源性疾病定义为“通过摄食进入人体内的各种致病因子引起的，通常具有感染或中毒性质的一类疾病”。《中华人民共和国食品安全法》将食源性疾病概念表述为“指食品中致病因素进入人体引起的感染性、中毒性等疾病，包括食物中毒”。食源性疾病包括3个基本要素：食物是携带和传播病原物质的媒介；导致疾病的病原物质是食物中所含有的各种致病因子；临床表现为急性、亚急性中毒或感染。

随着人们对疾病认识的深入和发展，食源性疾病的范畴也在不断扩大。它既包括传统的食物中毒，还包括经食物而感染的肠道传染病、食源性寄生虫病、人畜共患传染病、食物过敏，以及由食物中有毒、有害污染物所引起的慢性中毒性疾病。

二、食源性疾病的分类

食源性疾病包括常见的食物中毒、经食物感染和传播的传染病、食物过敏以及经食物引起的长期、慢性损害。

（一）食物中毒

食物中毒一般指摄入了含有生物性、化学性有毒有害物质的食品或把有毒有害物质当作食品摄入后出现的非传染性的急性、亚急性疾病。食物中毒不包括摄取非正常数量食品（如暴饮暴食）所致的急性胃肠炎、食源性肠道传染病和寄生虫病，也不包括食物过敏和因一次大量或长期少量多次摄入某些有毒、有害物质而引起的以慢性损害为主要特征（如慢性中毒、“三致”作用）的疾病。

食物中毒主要包括细菌性食物中毒、真菌性食物中毒、化学性食物中毒、有毒动植物性食物中毒四大类。

（二）经食品感染或污染而传播的传染病

经食品感染或污染而传播的传染病是指可以通过食物传播、具有传染性的疾病，主要包括肠道传染病、人畜共患传染病和食源性寄生虫病，比如霍乱、细菌性和阿米巴性痢疾、伤寒和副伤寒、病毒性肝炎（甲型、戊型）、活动性肺结核、布氏姜片吸虫病、旋毛虫病等。

这类食源性疾病与典型的食物中毒相比较，一般发病具有一定潜伏期，而且具有传染性。

（三）食物过敏

食物过敏是指食物中的某些组成成分，作为抗原诱导机体产生免疫应答而发生的一种变态反应性疾病，常见的致敏食品有蛋类及其制品、花生及其制品、豆类及各种豆制品、鱼类及其制品等。

（四）经食物引起的慢性中毒和远期损伤

这类食源性疾病也可以称为慢性中毒。食物固有的有害成分，少量由环境迁移进食品的铅、镉，农药兽药残留，富含蛋白质的肉类食品经高温烹调产生的杂环胺类化合物等有害物质引起的器官功能损伤、障碍、衰竭以及激素失衡或癌变等都属于该类食源性疾病。

三、食源性疾病整体预防思路

对于具有传染性的食源性疾病的控制，关键在于切断传染病的传播链，即控制传染源、切断传播途径、保护易感人群。各种传染病的薄弱环节各不相同，在预防中应充分利用。

对于食物中毒常见的有4类：摄入含有细菌、细菌毒素或真菌、真菌毒素的食品而引起的食物中毒；摄入因加工、烹调不当未能除去有毒成分的动植物食物而引起的中毒；食用含有化学性有毒物质的食品引起的食物中毒。在控制食物中毒方面要特别注意生物毒素和化学毒素在食品中存在的可能性。

四、食品的有害成分分类

（一）食物固有成分或其经代谢产生的有害成分

食物提供给人类营养，同时，某些食品中存在的一些天然有害成分，如果加工不当容易对身体造成伤害，严重的甚至会出现生命危险。

某些食物经恰当加工后，天然有害物质降低或消失，可以正常食用。菜豆中的凝集素和胰蛋白酶抑制剂、菠菜中的草酸、蚕豆中的巢菜碱苷、新鲜黄花菜中的秋水仙碱等在食用前都需要经过恰当的加工，以新鲜黄花菜为例：新鲜黄花菜中含有一种叫秋水仙碱的化学物质，它本身并无毒性，但当它进入人体内，并在组织间被氧化后，会迅速生成二秋水仙碱，这是一种剧毒的物质，引起的中毒一般在4小时内出现症状，主要是嗓子发干、心慌胸闷、头痛、腹痛、腹泻等，重者，还会出现血尿、血便、尿闭和昏迷等，因此，食用前必须经过恰当的处理（一般是高温和浸泡结合处理）。

某些天然成分即使经过正常加工，误食后也会导致中毒。例如，毒鹅膏菌（平常也称作死帽蕈）的毒素就非常稳定而且耐热，煮沸、晒干几乎不能将其毒素破坏，也无法去除。

（二）污染物迁移入食品

食品污染是指在各种条件下，外源性有毒有害物质进入食品，从而造成食品的安全性、营养性和（或）感官性状发生改变的过程。食品从种植、养殖到加工、储存、运输、销售、烹调直至食用前的整个食品供应链的各个环节，都有可能受到某些有毒有害物质的污染，导致食品卫生质量降低，对人体造成不同程度的危害。

自然条件下土壤中有害金属迁入粮食、人为喷洒农药残留、庄稼生长或贮存过程感染病菌、包装材料有害物质向食品的迁移、养殖动物的人畜共患疾病感染等都属于对食品的污染。

五、食品的污染分类

根据食品污染物性质的不同，食品污染可以分为生物性污染、化学性污染和物理性污染三大类。

1．生物性污染

食品的生物性污染包括微生物、寄生虫和昆虫的污染，其中以微生物污染最为广泛。微生物污染主要有细菌与细菌毒素、真菌与真菌毒素以及病毒等的污染，其中以细菌、真菌及其毒素对食品的污染最常见、危害最大；寄生虫和虫卵污染主要是指病人、病畜的粪便通过水体或土壤后间接或直接污染食品；昆虫污染主要有粮食中的甲虫、螨类、蛾类以及动物性食品和某些发酵食品中的蝇、蛆等。

2．化学性污染

食品的化学性污染物来源复杂，种类繁多，主要包括：①农药、兽药的不合理使用导致的食品药物残留；②有毒金属及其化合物污染环境带来的食品污染，如汞、镉等在某些食品中含量超标；③食品加工、贮存过程中产生的有毒有害物质，如亚硝胺、多环芳烃、杂环胺类化合物等；④滥用食品添加剂造成的污染；食品容器、包装材料、运输工具等接触食品时融入食品中的有害物质，如搪瓷杯中的铅、塑料食具中的增塑剂等。

3．物理性污染

食品的物理性污染包括：①食品的杂物污染，来自食品生产、加工、储藏、运输、销售过程中的污染物，如草籽、小石子、昆虫、木片、玻璃、金属碎片、灰尘等；②食品的放射性污染，主要来自放射性物质在生产及生活中的应用、排放以及意外核事故的污染。

食品受污染后主要表现在对食品本身的作用和对食用者健康的影响两大方面：①影响食品的感官性状和营养价值，降低食品质量；②对机体产生一定毒性作用，包括急性中毒、慢性中毒以及致癌、致畸和致突变作用。

我国《餐饮服务食品安全操作规范》结合美国《食品法典》（2017）附录“零售业特定的生物性危害、相关食品和控制措施”给出了餐饮业常见的食源性疾病的控制措施（表1–1）。

表1–1至表1–3是餐饮服务业特定的生物性危害、相关食品及控制措施。

表 1–1　特定的细菌、相关食品及控制措施

细菌	相关食品	控制措施
蜡样芽孢杆菌	肉，家禽，淀粉类食物（米饭、马铃薯），布丁，汤，煮熟的蔬菜	烹饪，冷却，保持冷藏或冷冻，保持加热
空肠弯曲杆菌	家禽，生牛乳	烹饪，洗手，防止交叉污染
肉毒杆菌	真空包装食品，低氧包装食品，加工过程中的罐头食品，大蒜–油混合物，烹制时间或温度不当的烤马铃薯／炒洋葱	热处理（时间＋压力），冷却，保持冷藏或冷冻，保持加热，酸化和干燥等
产气荚膜梭菌	熟制的肉和家禽，熟制的肉和家禽的制品（包括砂锅菜、肉汁）	冷却，保持冷藏或冷冻，再加热，保持加热
大肠杆菌 O157：H7（其他产生志贺毒素的大肠杆菌）	生的碎牛肉，生芽菜，生牛乳，未经高温消毒的果汁，被感染者通过粪–口途径污染的食品	烹饪，不使用裸手接触即食食品，从业人员健康管理，洗手，防止交叉污染，对果汁进行巴氏灭菌处理
单核细胞增生李斯特菌	生肉和家禽，新鲜的软乳酪，面团，烟熏的海鲜，熟肉，熟食沙拉	烹饪，标注时间，保持冷藏或冷冻，洗手，防止交叉污染
沙门菌	肉和家禽，海鲜，鸡蛋，生芽菜，生蔬菜，生牛乳，未经高温消毒的果汁	烹饪，使用巴氏杀菌后的鸡蛋，从业人员健康管理，不使用裸手接触即食食品，洗手，对果汁进行巴氏灭菌处理
志贺菌	生蔬菜和草药，被感染者通过粪–口途径污染的其他食品	烹饪，不使用裸手接触即食食品，从业人员健康管理，洗手
金黄色葡萄球菌	使用裸手接触烹制后的即食食品，存放温度或时间不当的食品	冷却，保持冷藏或冷冻，保持加热，不使用裸手接触即食食品，洗手
弧菌属	海鲜，甲壳类动物	烹饪，食品来源可靠，防止交叉污染，保持冷藏或冷冻

表 1-2　特定的寄生虫、相关食品及控制措施

寄生虫	相关食品	控制措施
简单异尖线虫	各种鱼类（鳕鱼、黑线鳕、浮鱼、太平洋鲑鱼、鲱鱼、比目鱼、鮟鱇鱼）	烹饪，冷冻
绦虫	牛肉，猪肉	烹饪
旋毛虫	猪肉，熊，海豹肉	烹饪

表 1-3　特定的病毒、相关食品及控制措施

病毒	相关食品	控制措施
甲肝病毒和戊肝病毒	贝类，被感染者通过粪口途径污染的任何食品	食品来源可靠，不使用裸手接触即食食品，尽量减少裸手接触非直接入口食品，从业人员健康管理，洗手
其他病毒（轮状病毒，诺如病毒，以及一些呼吸道、肠道病毒）	被感染者通过粪口途径污染的任何食品	不使用裸手接触即食食品，尽量减少裸手接触非直接入口食品，从业人员健康管理，洗手

第三节　餐饮食品安全特点

一、经营过程与消费过程统一

从技术角度看，传统餐饮企业并非高新技术产业，目前还是以手工劳动为主，并带有较强的经验性，生产周期短，经营过程与消费过程统一。对于堂食，从顾客进门，服务人员就开始提供相应的服务。厨房按照顾客的要求生产饭菜即为生产环节。菜品上桌后顾客食用时，即为消费环节。因此餐饮业的经营服务活动与消费活动是在同一时间和同一地点进行的，经营服务过程与消费过程同时发生。这种经营与消费的特点，对餐饮企业在硬件设备、工艺技术、员工素质等诸多方面都提出了更高、更直接的要求。餐饮行业即时加工、即时消费的方式，使餐饮食品无法做到经检验合格后再食用，这意味着餐饮食品中存在的食品安全风险就会升高。

二、劳动密集，从业人员水平差距大

根据产业生产要素供给的密集度，产业一般分为劳动密集型、资本密集型和技术密集型三种。所谓劳动密集型，是指劳动要素在生产要素的投入中所占的份额比较

大。餐饮业就是一种单位劳动占用资金或资本较少、技术装备程度相对不高、容纳劳动力较多的典型劳动密集型产业。

餐饮涉及星级酒店、规模食堂的从业人员的管理人员、厨师和服务人员，也涉及规模小、条件简陋的大排档和饮食摊档。相关人员接受教育程度和经验也差异较大，从业人员食品安全知识水平参差不齐，流动频繁，法律意识也较为薄弱。

三、手工生产为主，标准化程度低

餐饮业后厨要求技术工艺性强，并以单件生产和手工操作为主，而且餐饮业的切配、烹调、面点制作、造型与雕花，各地的名菜、名点及特色菜点的制作等，都有其独特的技艺与规程。所以，餐饮制品多为手工单件制作，要借助手工操作的技能、技巧来发挥，比较难以机器完成和代替，制品制作标准化程度低。与普通食品比较，餐饮食品加工过程中可能引入较多危险因素，烧煮不透、交叉污染、餐具污染、人员带菌等时有发生。

四、店面规模和生产经营环境差异大

餐饮业生产经营环境既涉及中央厨房，又涉及小型工地的流动摊贩。无论从规模还是生产经营环境看都有巨大差异。上至星级酒店，下至流动摊贩，建设环境、设备条件、人员素质、服务质量，餐饮业可以说是食品行业中差别最大的一个，其体量、资金投入，差别之大超乎想象。对于星级酒店、大型集体食堂，管理上一般都比较规范，行政主管部门也比较重视，职能部门的监管也都到位。难度最大的是小城镇、小街道和交通、旅游点周边的小店、小摊，由于营业额不大，营业收入利润低，从业人员素质不高且不稳定，故管理难度最大。

由于餐饮服务单位规模差异较大，部分单位缺乏必要的冷藏、冷冻和杀菌设备，导致食物变质以及杀菌消毒不严格而引发中毒，或卫生环境不好、虫鼠害危害严重等问题也常常发生。

五、原料质量控制难，管理易出现漏洞

使用的原料和供应的品种繁多，原材料采购把关容易出现漏洞。由原材料采购引发的安全事故，主要是超范围使用“食材”和化学性食物中毒，如农药和兽药残留，霉变质变的原材料等。部分规模较小的餐饮单位缺乏必要的规章制度或制度执行不力，事故发生后无据可查。

六、服务人群广，网点分散

几乎是有人员流动的地方就有餐饮。我国餐饮业的网点几乎遍布各地的城镇、集市的每一条街道，这些大大小小的商业点散布在交通中心、旅游景点周边。这极大地方便了人民群众的生活，解决了出行人群的就餐问题，同时也解决了相当数量群众的就业问题。

正因为网点分散，规模差异又比较大，这就给监管带来了一定的难度。

七、餐饮食品安全风险的来源

餐饮消费作为食品从“农田到餐桌”的最后一个环节，是公众日常生活的重要组成部分。随着经济发展和社会的进步，消费者对安全饮食、健康生活的需求越来越高，餐饮安全所受到的社会公众关注度也越来越高，但餐饮业又是食品安全事故频发的行业。据统计我国每年食物中毒的人数约70% 来自餐饮行业，餐饮行业食品安全事件的发生具有一定的区域性、时间性特征，导致食品安全事件的原因具有一定的规律性。

罗兰等曾经将我国发生的近300起餐饮业食品安全事件的发生原因分为12种进行统计和分析，发现餐饮业中人员环境不卫生是导致餐饮消费食品安全事件的第一大原因，其次是添加有害投入品和采用不合格原料等（图1–1）。

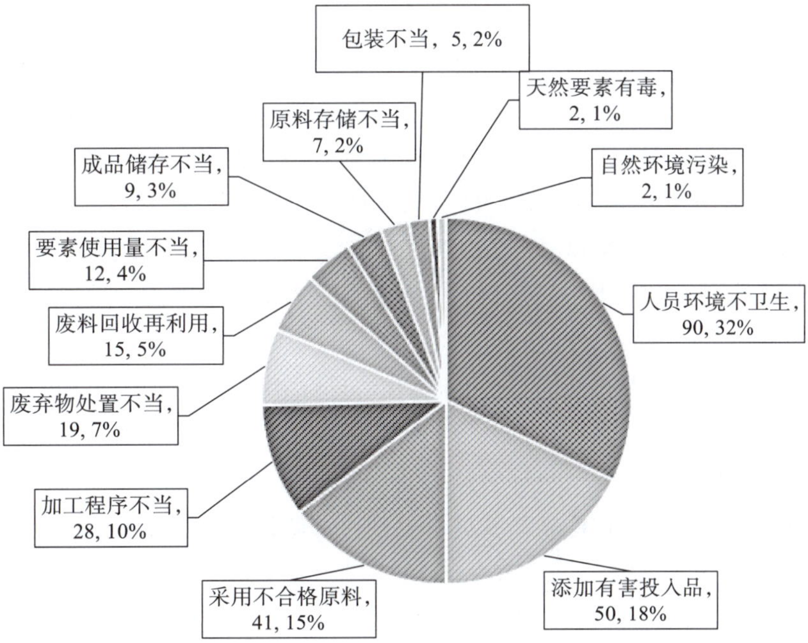

图 1–1　餐饮食品安全事故原因、数量（起）及占比

从食品安全事件涉及的食品种类分析看，在所统计分析的食品安全事件中涉及肉制品38起，调味品37起，鲜菜27起，是餐饮消费中发生食品安全事件起数较多的几类食品。

第四节 餐厅营业准备

一、食品经营许可

从事餐饮服务需要取得食品经营许可证（图1-2）（食品摊贩等的具体管理办法由省、自治区、直辖市制定），可向食品安全监督管理部门（市场监管部门）或集中行政审批部门申请食品经营许可证。

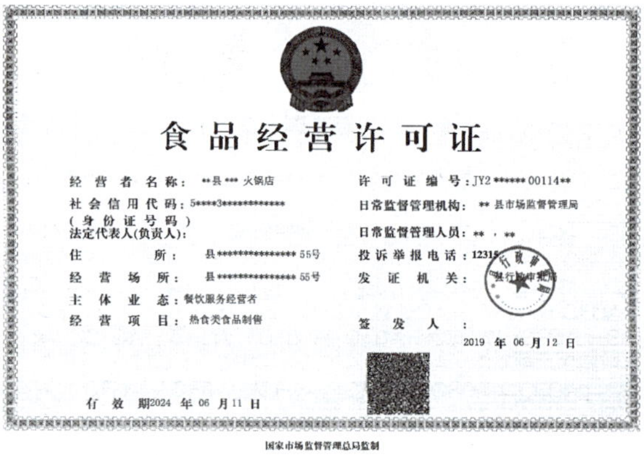

食品经营许可证

经营者名称：**县***火锅店
社会信用代码：5****3************
（身份证号码）
法定代表人(负责人)：
住所：县**************55号
经营场所：县**************55号
主体业态：餐饮服务经营者
经营项目：热食类食品制售
有效期2024年06月11日

许可证编号：JY2******00114**
日常监督管理机构：**县市场监督管理局
日常监督管理人员：**，**
投诉举报电话：12315
发证机关：
签发人：
2019年06月12日

国家市场监督管理总局监制

图1-2 某餐厅食品经营许可证样本

根据《食品经营许可和备案管理办法》对申请食品经营许可的要求，申请食品经营许可时应当按照食品经营主体业态和经营项目分类提出。食品经营主体业态分为食品销售经营者、餐饮服务经营者、集中用餐单位食堂。食品经营者从事食品批发销售、中央厨房、集体用餐配送的，利用自动设备从事食品经营的，或者学校、托幼机构食堂，应当在主体业态后以括号标注。主体业态以主要经营项目确定，不可以复选。食品经营项目分为食品销售（包括散装食品销售、散装食品和预包装食品销售）、餐饮服务（包括热食类食品制售、冷食类食品制售、生食类食品制售、半成品制售、自制饮品制售等，其中半成品制售仅限中央厨房申请）、食品经营管理（包括食品销售连锁管理、餐饮服务连锁管理、餐饮服务管理等）。

列入其他类食品销售和其他类食品制售的具体品种应当报国家市场监督管理总局批准后执行，并明确标注。具有热、冷、生、固态、液态等多种情形，难以明确归类的食品，可以按照食品安全风险等级最高的情形进行归类。国家市场监督管理总局可以根据监督管理工作需要对食品经营项目类别进行调整。

（一）食品经营许可申请需要具备的条件

申请食品经营许可，应当符合下列条件。

（1）具有与经营的食品品种、数量相适应的食品原料处理和食品加工、销售、贮存等场所，保持该场所环境整洁，并与有毒、有害场所以及其他污染源保持规定的距离。

（2）具有与经营的食品品种、数量相适应的经营设备或者设施，有相应的消毒、更衣、盥洗、采光、照明、通风、防腐、防尘、防蝇、防鼠、防虫、洗涤以及处理废水、存放垃圾和废弃物的设备或者设施。

（3）有专职或者兼职的食品安全管理人员和保证食品安全的规章制度。

（4）具有合理的设备布局和工艺流程，防止待加工食品与直接入口食品、原料与成品交叉污染，避免食品接触有毒物、不洁物。

（5）食品安全相关法律法规规定的其他条件。

（二）食品经营许可实施的程序

1. 食品经营许可证的申请

申请食品经营许可，应当提交下列材料：

①食品经营许可申请书。

②营业执照或者其他主体资格证明文件复印件。

③与食品经营相适应的主要设备设施、经营布局、操作流程等文件。

④食品安全自查、从业人员健康管理、进货查验记录、食品安全事故处置等保证食品安全的规章制度。

利用自动设备从事食品经营的，申请人应当提交每台设备的具体放置地点、食品经营许可证的展示方法、食品安全风险管控方案等材料。

营业执照或者其他主体资格证明文件能够实现网上核验的，申请人不需要提供“营业执照或者其他主体资格证明文件复印件”。从事食品经营管理的食品经营者，可以不提供主要设备设施、经营布局材料。仅从事食品销售类经营项目的不需要提供操作流程。

申请人委托代理人办理食品经营许可申请的，代理人应当提交授权委托书以及代理人的身份证明文件。

2. 申请的受理

申请人提出的许可申请，县级以上地方市场监督管理部门将根据下列情况分别做出处理。

（1）申请事项依法不需要取得食品经营许可的，会即时告知申请人不受理。

（2）申请事项依法不属于市场监督管理部门职权范围的，会即时作出不予受理的决定，并告知申请人向有关行政机关申请。

（3）申请材料存在可以当场更正的错误的，允许申请人当场更正，由申请人在更正处签名或者盖章，注明更正日期。

（4）申请材料不齐全或者不符合法定形式的，会当场或者自收到申请材料之日起 5 个工作日内一次告知申请人需要补正的全部内容和合理的补正期限。申请人无正当理由逾期不予补正的，视为放弃行政许可申请，市场监督管理部门不需要作出不予受理的决定。市场监督管理部门逾期未告知的，自收到申请材料之日起即为受理。

（5）申请材料齐全、符合法定形式，或者申请人按照要求提交全部补正材料的，会及时受理食品经营许可申请。

3．审查与决定

（1）县级以上地方市场监督管理部门会对申请人提交的许可申请材料进行审查。需要对申请材料的实质内容进行核实的，会进行现场核查。食品经营许可申请包含预包装食品销售的，对其中的预包装食品销售项目不需要进行现场核查。

现场核查会由符合要求的核查人员进行。核查人员不得少于两人。核查人员会出示有效证件，填写食品经营许可现场核查表，制作现场核查记录，经申请人核对无误后，由核查人员和申请人在核查表上签名或者盖章。上级地方市场监督管理部门可以委托下级地方市场监督管理部门，对受理的食品经营许可申请进行现场核查。

核查人员会自接受现场核查任务之日起5个工作日内，完成对经营场所的现场核查。经核查，通过现场整改能够符合条件的，允许现场整改；需要通过一定时限整改的，会明确整改要求和整改时限，并经市场监督管理部门负责人同意。

（2）县级以上地方市场监督管理部门会自受理申请之日起10个工作日内作出是否准予行政许可的决定。因特殊原因需要延长期限的，经市场监督管理部门负责人批准，可以延长5个工作日，并将延长期限的理由告知申请人。

（3）县级以上地方市场监督管理部门根据申请材料审查和现场核查等情况，对符合条件的，作出准予行政许可的决定，并自作出决定之日起5个工作日内向申请人颁发食品经营许可证；对不符合条件的，作出不予许可的决定，说明理由，并告知申请人依法享有申请行政复议或者提起行政诉讼的权利。

（4）食品经营许可证发证日期为许可决定作出的日期，有效期为5年。

（5）县级以上地方市场监督管理部门认为食品经营许可申请涉及公共利益的重大事项，需要听证的，会向社会公告并举行听证。

食品经营许可直接涉及申请人与他人之间重大利益关系的，县级以上地方市场监督管理部门在作出行政许可决定前，会告知申请人、利害关系人享有要求听证的权利。申请人、利害关系人在被告知听证权利之日起5个工作日内提出听证申请的，市场监督管理部门在20个工作日内组织听证。听证期限不计算在行政许可审查期限之内。

4. 食品经营许可证件后续管理

（1）变更　食品经营许可证载明的事项发生变化的，食品经营者应当在变化后10个工作日内向原发证的市场监督管理部门申请变更食品经营许可。食品经营者申请变更食品经营许可的，应当提交食品经营许可变更申请书，以及与变更食品经营许可事项有关的材料。食品经营者取得纸质食品经营许可证正本、副本的，应当同时提交。

食品经营者地址迁移，不在原许可经营场所从事食品经营活动的，应当重新申请食品经营许可。食品经营者的主要设备设施、经营布局等发生变化等（详见《食品经营许可和备案管理办法》）可能影响食品安全的，需要食品经营者在变化后10个工作日内向原发证的市场监督管理部门报告。

（2）延续　食品经营者需要延续依法取得的食品经营许可有效期的，应当在该食品经营许可有效期届满前90个工作日至15个工作日期间，向原发证的市场监督管理部门提出申请。在食品经营许可有效期届满前15个工作日内提出延续许可申请的，原食品经营许可有效期届满后，食品经营者应当暂停食品经营活动，原发证的市场监督管理部门作出准予延续的决定后，方可继续开展食品经营活动。

食品经营者申请延续食品经营许可的，应当提交食品经营许可延续申请书，以及与延续食品经营许可事项有关的其他材料。食品经营者取得纸质食品经营许可证正本、副本的，应当同时提交。

申请人的经营条件发生变化或者增加经营项目，可能影响食品安全的，市场监督管理部门会就变化情况进行现场核查。未现场核查的，县级以上地方市场监督管理部门会自申请人取得食品经营许可之日起30个工作日内对其实施监督检查。现场核查发现实际情况与申请材料内容不相符的，食品经营者应当立即采取整改措施，经整改仍不相符的，依法撤销变更或者延续食品经营许可决定。

原发证的市场监督管理部门决定准予延续的，会向申请人颁发新的食品经营许可证，许可证编号不变，有效期自作出延续许可决定之日起计算。不符合许可条件的，原发证的市场监督管理部门会作出不予延续食品经营许可的书面决定，说明理由，并告知申请人依法享有申请行政复议或者提起行政诉讼的权利。

（3）补办　食品经营许可证遗失、损坏，应当向原发证的市场监督管理部门申请补办，并提交下列材料：食品经营许可证补办申请书；书面遗失声明或者受损坏的食品经营许可证。材料符合要求的，县级以上地方市场监督管理部门在受理后10工作日内予以补发。因遗失、损坏补发的食品经营许可证，许可证编号不变，发证日期和有效期与原证书保持一致。

（4）注销　食品经营者申请注销食品经营许可的，应当向原发证的市场监督管理部门提交食品经营许可注销申请书，以及与注销食品经营许可有关的其他材料。食品经营者取得纸质食品经营许可证正本、副本的，应当同时提交。

二、消防

（一）餐饮企业建设工程消防设计审核或备案

餐饮企业自建项目需进行相关的设计、建设和施工审查或备案。依据《建设工程消防设计审查验收管理暂行规定》，总建筑面积大于10000平方米的宾馆或饭店，大于1000平方米的食堂，大于500平方米的具有娱乐功能的餐馆、茶馆、咖啡厅属于特殊建设工程，未经消防设计审查或者审查不合格的，建设单位、施工单位不得施工。特殊建设工程竣工验收后，建设单位应当向消防设计审查验收主管部门申请消防验收，未经消防验收或者消防验收不合格的，禁止投入使用。

其他建设工程（特殊建设工程之外）的建设实行备案抽查制度，其他建设工程经依法抽查不合格的，应当停止使用。

（二）消防安全检查

依据《中华人民共和国消防法》，宾馆、饭店、会堂等均属于公众聚集场所。公众聚集场所未经消防安全检查或者经检查不符合消防安全要求的，不得擅自投入使用、营业。公众聚集场所投入使用、营业前消防安全检查实行告知承诺管理。公众聚集场所在投入使用、营业前，建设单位或者使用单位应当向场所在地的县级以上地方人民政府消防救援机构申请消防安全检查，作出场所符合消防技术标准和管理规定的承诺，提交规定的材料，并对其承诺和材料的真实性负责。消防救援机构对申请人提交的材料进行审查，申请材料齐全、符合法定形式的，予以许可。

三、环境保护

（一）建设项目环境影响报告表审批、备案

餐饮企业自建项目还需符合相关环境保护要求。依据《中华人民共和国环境保护法》《建设项目环境保护管理条例》《生态环境部建设项目环境影响报告书（表）审批程序规定》和《建设项目环境影响评价分类管理名录》，建设单位需要向生态环境部门提交环境影响报告表并进行备案。

中华人民共和国生态环境部统一布设建设项目环境影响登记表网上备案系统（以下简称网上备案系统）。省级环境保护主管部门在本行政区域内组织应用网上备案系统，通过提供地址链接的方式，向县级环境保护主管部门分配网上备案系统使用权限。依据《建设项目环境影响登记表备案管理办法》，建设单位应当在建设项目建成并投入生产运营前，登录网上备案系统，在网上备案系统注册真实信息，在线填报并提交建设项目环境影响登记表。

（二）排放污染物许可

依据《中华人民共和国环境保护法》《中华人民共和国水污染防治法》《城镇排水与污水处理条例》《固定污染源排污许可分类管理名录》和《排污许可管理条例》，餐饮企业完成建设项目环境影响登记备案和落实废水和油烟治理设施后还需办理排放污染物许可。申请取得排污许可证，可以通过全国排污许可证管理信息平台提交排污许可证申请表，也可以通过信函等方式提交。

（三）城镇污水排入排水管网许可

依据《中华人民共和国行政许可法》《城镇排水与污水处理条例》和《城镇污水排入排水管网许可管理办法》，凡是向公共排水管网及其附属设施排放污水的单位和个体经营者都需要办理“城镇污水排入排水管网许可”。排水户向所在地城镇排水主管部门申请领取排水许可证。

目前我国部分地区已经实现“建设项目环境影响评价审批”“排污许可”与“城镇污水排入排水管网许可”合并办理。餐饮建设和运营方可根据当地的实际情况进行相关许可的办理。

四、营业执照

营业执照是市场监管部门发给工商企业、个体经营者的准许从事某项生产经营活动的凭证，是企业或组织合法经营权的凭证，其格式由国家市场监督管理总局统一规定。

五、涉税事项办理

根据“多证合一”登记制度改革的精神，新设立登记的餐饮企业在领取由市场监督管理部门核发加载法人和其他组织统一社会信用代码的营业执照后，无需再次进行税务登记，不再领取税务登记证。

新办企业具备生产经营条件，发生生产经营相关业务后，应到经营地税务机关按相关规定办理涉税事项，主要包括：税务登记信息确认、实名认证和办税授权关系绑定、将企业开立的全部存款账户账号向主管税务机关书面报告，财务、会计制度或者财务、会计处理办法等信息报主管税务机关备案，签订《委托银行（金融机构）划缴税款三方协议》，申领发票（按纳税人需要），进行增值税一般纳税人资格登记（按纳税人需要）和购装税控设备（按纳税人需要）。

六、户外平面宣传审批

依据《广告管理条例》《城市市容和环境卫生管理条例》，设置大型户外广告及在城市建筑物、设施上悬挂、张贴宣传品需要进行审批，企业可向所在地城市管理部门，提出书面申请，并填写《户外广告牌匾设置审批表》，经登记、发证后进行户外平面宣传的投放。

七、合格的员工及相关管理制度

员工是企业生存和发展的基础，员工的素质与活力则是企业发展的根本动力。企业的发展需要有一支训练有素、具有较强执行力的员工队伍，同时，在企业发展过程中，要不断发展、提高员工素质，调动员工的积极性、主动性。只有这样，企业才能在竞争中发展壮大。

管理制度是企业规范运作的保障。餐饮管理是一项专业性很强的工作，必须保持组织内部的专业分工明确、职责范围清楚。各级管理人员和职工要接受一定的专业训练，具有一定的专业水平和能力，制定相关的管理制度。

《中华人民共和国食品安全法》中明确要求食品生产经营应当配备专职或者兼职的食品安全专业技术人员、食品安全管理人员和保证食品安全的规章制度，从事接触直接入口食品工作的食品生产经营人员应当每年进行健康检查，取得健康证明后方可上岗工作。《餐饮服务单位食品安全管理人员培训管理办法》则要求食品管理人员进行相应的培训和学习。

八、正常使用的设施设备

设施设备是餐饮企业经营的必不可少的物质前提。开业前既需保证设施和设备的正常使用，也要保证设施设备符合相关法律法规，特别是要符合我国食品安全的相关要求。餐饮企业需具有与经营的食品品种、数量相适应的场所、设施、设备，且布局合理，定期维护食品加工、贮存等设施、设备；定期清洗、校验保温设施及冷藏、冷冻设施。相关要求可参阅《中华人民共和国食品安全法》《食品安全国家标准 餐饮服务通用卫生规范》《餐饮服务食品安全操作规范》和《餐饮服务食品安全监督检查操作指南》等。

九、食品安全管理制度

食品生产经营企业应当建立健全食品安全管理制度，食品生产经营企业的主要负责人应当落实企业食品安全管理制度，对本企业的食品安全工作全面负责。

餐饮企业内部的食品安全管理制度可以包括以下内容：食品安全负责人、食品安全管理机构、食品安全管理人员的工作程序；从业人员健康管理制度和培训管理制度；加工经营场所及设施设备清洁、消毒和维修保养制度；食品、食品添加剂、食品相关产品采购索证索票、进货查验和台账记录制度；关键环节操作规程；餐厨废弃物处置管理制度；食品质量与安全突发事件应急处置方案；投诉受理制度；奖惩制度；食品安全排查反馈制度以及餐饮服务提供者依据保证食品安全的需要而规定的其他制度。

首先，相关制度应根据本企业的实际情况制定，简单明确、科学合理、切实可行，应当将食品质量与安全的目标和理念列入工作的具体执行方案中。其次，制度的落实情况需要有监督，结果要有反馈，并不断完善相关制度。

十、文件管理

（一）一般餐饮服务单位

（1）应具有食品、食品添加剂、食品相关产品的随货证明文件、每笔购物或送货凭证。具有完整的进货查验记录。

（2）采购畜禽肉类的，还应具有动物产品检疫合格证明；采购猪肉的，还应具有肉品品质检验合格证明。

（3）使用集中消毒餐饮具的，应具有集中消毒餐饮具企业的营业执照和产品的消毒合格证明。

（4）应具有食品安全管理制度、食品安全追溯体系、设施设备清洗维护校验记录、从业人员每日健康检查（晨检）记录、食品安全自查记录（每月一次）、从业人员食品安全培训考核记录（每年一次）等。

（二）中大型社会餐饮服务提供者

（1）应具有食品、食品添加剂、食品相关产品的随货证明文件、每笔购物或送货凭证。应具有完整的进货查验记录。

（2）采购畜禽肉类的，还应具有动物产品检疫合格证明；采购猪肉的，还应具有肉品品质检验合格证明。

（3）使用集中消毒餐饮具的，应具有集中消毒餐饮具企业的营业执照和产品的消毒合格证明。

（4）应具有食品安全管理制度、食品安全追溯体系、设施设备清洗维护校验记录、从业人员每日健康检查（晨检）记录、食品安全自查记录（每月一次）、从业人员食品安全培训考核记录（每年一次）等。

（三）学校食堂

（1）应具有食品、食品添加剂、食品相关产品的随货证明文件、每笔购物或送货凭证。应具有完整的进货查验记录。

（2）采购畜禽肉类的，还应具有动物产品检疫合格证明；采购猪肉的，还应具有肉品品质检验合格证明。

（3）应具有食品安全管理制度、食品安全追溯体系、供货者评价和退出制度、加工操作规程、设施设备清洗维护校验记录、从业人员每日健康检查（晨检）记录、食品安全自查记录（每周一次）、从业人员食品安全培训考核记录（每半年一次）等。

（四）中央厨房和集体用餐配送单位

（1）应具有食品、食品添加剂、食品相关产品的随货证明文件、每笔购物或送货凭证。应具有完整的进货查验记录。

（2）采购畜禽肉类的，还应具有动物产品检疫合格证明；采购猪肉的，还应具有肉品品质检验合格证明。

（3）应具有食品安全管理制度、食品安全追溯体系、供货者评价和退出制度、加工操作规程、设施设备清洗维护校验记录、从业人员每日健康检查（晨检）记录、食品安全自查记录（每周一次）、从业人员食品安全培训考核记录（每半年一次）等。

（4）应设立食品安全管理机构，配备专职食品安全管理人员。

（5）应制订检验检测计划，定期对大宗食品原料、加工制作环境等自行或委托具有资质的第三方机构进行检验检测，能够出具检验检测报告或记录。

第五节　实训及作业

一、实训

分组各考察一家餐饮企业，拍摄记录餐饮企业公示栏的项目，讨论证件是否齐全合规。

二、作业

1. 描述食源性疾病和食物中毒的区别和联系。
2. 负责监督餐饮食品安全的是什么部门，对餐饮企业的处罚包含哪几类？
3. 模拟申请食品经营许可证，准备一份文字性资料。

第二章

餐饮服务人员要求

第一节 知识与技能

一、强制要求

（一）强制要求的含义

强制要求指在工作中必须遵循的规则，主要包括国家出台的法律法规、规章、强制标准、企业的工作规范等。掌握并遵循相关的强制要求，也是一种工作素质和能力的体现，是一个合格员工应符合的基本要求。在餐饮企业中，普通员工要掌握相关强制要求，食品安全管理人员更应该较详细地掌握相关强制要求。

（二）法律法规与标准

1．法律法规

食品安全法律法规是食品生产经营者必须遵守的行为准则，是食品产业得以持续健康发展的重要保障。深入了解、充分掌握食品安全相关法律法规，对餐饮服务单位进行食品安全管理具有十分重要的意义。

法律有广义、狭义两种理解。广义的法律指法的整体，包括法律、有法律效力的解释及行政机关为执行法律而制定的规范性文件等。狭义的法律则专指拥有立法权的国家权力机关依照立法程序制定的规范性文件，在我国指全国人大及其常委会制定的规范性文件。在与法规等一起谈时，法律是指狭义上的法律。

法规也有广义和狭义之分，广义的法规指法律、法令、条例、规则、章程等法定文件的总称。广义的法规指国家机关制定的规范性文件。狭义的法规分为行政法规和地方性法规。行政法规指我国最高行政机关即国务院，依照法定权限和法定程序制定和修改的规范性文件（有关国防建设的行政法规，可以由国务院总理、中央军事委员会主席共同签署国务院、中央军事委员会令公布）。地方性行政法规则指法定的地方国家权力机关（地方各级人民代表大会）依照法定权限，在不与宪法、法律和行政法规相抵触的前提下，制定和颁布的在本行政区域范围内实施的规范性文件。法规一般用“条例”“规定”“细则”“规则”“办法”等称谓，部分为“决议”“决定”等，如《中华人民共和国食品安全法实施条例》《关于加强食品等产品食品安全监督管理的特别规定》等。

规章可分为（国务院）部门规章和地方政府规章。规章主要指国务院组成部门及直属机构，省、自治区、直辖市人民政府及省、自治区政府所在地的市和设区市的人民政府，在它们的职权范围内，为执行法律、法规，需要制定的事项或属于本行政区域的具体行政管理事项而制定的规范性文件。规章一般称为“规定”“办法”，但不能用“条例”，如《食品经营许可和备案管理办法》《食品生产经营风险分级管理办法》《上海市行政规范性文件管理规定》等。

此外，除了法律法规和规章外，政府规范性文件也是需要遵照执行的。

2．强制标准

《中华人民共和国标准化法》（2017修订版）将标准定义为：农业、工业、服务业以及社会事业等领域需要统一的技术要求。

标准包括国家标准、行业标准、地方标准和团体标准、企业标准。国家标准分为强制性标准、推荐性标准，行业标准、地方标准是推荐性标准。强制性标准必须执行。国家鼓励采用推荐性标准。

从上面可以看到，强制性标准只存在于国家层面，这不同于法律法规。因此，在研读强制性标准时关注国家层面即可。

截至2023年9月，我国现行有效的食品安全国家标准有1563项。

3．餐饮服务单位涉及的主要法律法规与标准

现推荐一些与餐饮服务关系比较紧密的法律法规与标准，供学有余力的读者研读。推荐的法律法规未按照其效力划分，主要是按与本教材紧密程度分成三级：一级，与本教材关系非常紧密，强烈建议拟从事餐饮行业同学认真阅读（用“★★★”标示）；二级，与本教材关系比较紧密，建议阅读（用“★★”标示）；三级，与本教材有关，可以在学有余力业余阅读（用“★”标示）。我国已经逐步形成了一套食品安全法律法规和标准体系，数量庞大，且不断更新，在此只列出很少一部分，并在名称后标注本教材参考的版本，建议同学们跟踪相关修订动态，阅读最新版本（表2-1）。

表 2-1　建议阅读的法律法规与标准

名称与版本	级别
《餐饮服务食品安全操作规范》（2021） 《餐饮服务食品安全操作规范宣传册》（2022）	★★★

续表

名称与版本	级别
《中华人民共和国食品安全法》（2021） 《中华人民共和国食品安全法实施条例》（2019） 《餐饮服务食品安全监督检查操作指南》（2020） 《食品安全国家标准 餐饮服务通用卫生规范》（GB 31654—2021）	★★
《企业落实食品安全主体责任监督管理规定》（2022） 《食品经营许可和备案管理办法》（2023） 《食品生产经营风险分级管理办法》（2016） 《学校食品安全与营养健康管理规定》（2019） 《网络餐饮服务食品安全监督管理办法》（2020） 《餐饮服务明厨亮灶工作指导意见》（2018） 《食品安全国家标准 餐（饮）具集中消毒卫生规范》（GB 31651—2021）	★

4．企业工作规范

企业工作规范或规章制度浓缩了企业对员工的工作要求，对于餐饮企业而言，一般都包含食品安全的相关内容，对于企业员工而言大部分是“强制”要求，每名员工都应该研习相关工作规范，做一名合格的员工。

（三）不同岗位的食品安全知识要求区别

餐饮服务单位不同岗位对知识的需求重点有所区别，就食品安全的知识而言：后厨对食品操作过程的安全控制知识要求较高，员工除了需要遵循单位基本工作规范外，可以研习《餐饮服务食品安全操作规范》等知识；前厅也应该对食品的交叉污染等概念有所了解；作为食品安全管理人员（食品安全总监或食品安全管理员等）则应该具备较系统的食品安全知识，包括相关法律法规、规章及国内外食品安全管理体系等。

二、专业技能

餐饮企业不同岗位对专业技能的要求也有所区别。凡是技能都需要反复地训练和实践，在实践中不断总结，再结合理论不断提高。

三、餐饮食品安全管理人员的要求与职责

《中华人民共和国食品安全法》要求食品生产经营应当符合食品安全标准，并配备专职或者兼职的食品安全专业技术人员、食品安全管理人员和保证食品安全的规章

制度。食品安全管理人员需要按规定进行培训和考核。经考核不具备食品安全管理能力的，不得上岗。

（一）食品安全管理的内容

《餐饮服务食品安全操作规范》对食品安全管理人员的专兼职情况进行了细化：“中央厨房、集体用餐配送单位、连锁餐饮企业总部、网络餐饮服务第三方平台提供者应设立食品安全管理机构，配备专职食品安全管理人员。其他特定餐饮服务提供者应配备专职食品安全管理人员。”同时，该规范也对食品安全管理的基本内容提出了要求。

（1）餐饮服务企业应建立健全食品安全管理制度，明确各岗位的食品安全责任，强化过程管理。

（2）根据《餐饮服务预防食物中毒注意事项》（详见《餐饮服务食品安全操作规范》中的附录G）和经营实际，确定高风险的食品品种和加工制作环节，实施食品安全风险重点防控。特定餐饮服务提供者应制定加工操作规程，其他餐饮服务提供者宜制定加工操作规程。

（3）制订从业人员健康检查、食品安全培训考核及食品安全自查等计划。

（4）落实各项食品安全管理制度、加工操作规程。

（5）定期开展从业人员健康检查、食品安全培训考核及食品安全自查，及时消除食品安全隐患。

（6）依法处置不合格食品、食品添加剂、食品相关产品。

（7）依法报告、处置食品安全事故。

（8）建立健全食品安全管理档案。

（9）配合市场监督管理部门开展监督检查。

（10）食品安全法律法规、规章、规范性文件和食品安全标准规定的其他要求。

（二）食品安全总监和食品安全员

按照《企业落实食品安全主体责任监督管理规定》，食品生产经营企业应当建立健全食品安全管理制度，落实食品安全责任制，依法配备与企业规模、食品类别、风险等级、管理水平、安全状况等相适应的食品安全总监、食品安全员等食品安全管理人员，明确企业主要负责人、食品安全总监、食品安全员等的岗位职责。

1．食品安全总监的能力与职责

按照《企业落实食品安全主体责任监督管理规定》，大中型餐饮服务企业、连锁餐饮企业总部和用餐人数300人以上的托幼机构食堂、用餐人数500人以上的学校食堂，以及用餐人数或者供餐人数超过1000人的单位需要配备食品安全总监。

食品安全总监、食品安全员应当具备下列食品安全管理能力：掌握相应的食品安全法律法规、食品安全标准；具备识别和防控相应食品安全风险的专业知识；熟悉本企业食品安全相关设施设备、工艺流程、操作规程等生产经营过程控制要求；参加企业组织的食品安全管理人员培训并通过考核；其他应当具备的食品安全管理能力。

食品安全总监按照职责要求直接对本企业主要负责人负责，协助主要负责人做好食品安全管理工作，承担下列职责。

（1）组织拟定食品安全管理制度，督促落实食品安全责任制，明确从业人员健康管理、供货者管理、进货查验、生产经营过程控制、出厂检验、追溯体系建设、投诉举报处理等食品安全方面的责任要求。

（2）组织拟定并督促落实食品安全风险防控措施，定期组织食品安全自查，评估食品安全状况，及时向企业主要负责人报告食品安全工作情况并提出改进措施，阻止、纠正食品安全违法行为，按照规定组织实施食品召回。

（3）组织拟定食品安全事故处置方案，组织开展应急演练，落实食品安全事故报告义务，采取措施防止事故扩大。

（4）负责管理、督促、指导食品安全员按照职责做好相关工作，组织开展职工食品安全教育、培训、考核。

（5）接受和配合监督管理部门开展食品安全监督检查等工作，如实提供有关情况。

（6）其他食品安全管理责任。

食品生产经营企业应当按规定，结合企业实际，细化制定《食品安全总监职责》。

2．食品安全员

食品安全员按照职责要求对食品安全总监或者企业主要负责人负责，从事食品安全管理具体工作，承担下列职责。

（1）督促落实食品生产经营过程控制要求。

（2）检查食品安全管理制度的执行情况，管理维护食品安全生产经营过程记录材料，按照要求保存相关资料。

（3）对不符合食品安全标准的食品或者有证据证明可能危害人体健康的食品以及发现的食品安全风险隐患，及时采取有效措施整改并报告。

（4）记录和管理从业人员健康状况、卫生状况。

（5）配合有关部门调查处理食品安全事故。

（6）其他食品安全管理责任。

食品生产经营企业应当按规定，结合企业实际，细化制定《食品安全员守则》。

第二节　健康与卫生

一、健康要求

《中华人民共和国食品安全法》（以下简称食品安全法）要求食品生产经营者建立并执行从业人员健康管理制度。患有国务院卫生行政部门规定的有碍食品安全疾病的人员，不得从事接触直接入口食品的工作。从事接触直接入口食品工作的食品生产经营人员应当每年进行健康检查，取得健康证明后方可上岗工作。

按照国家卫生健康委员会2016年发布的目录，有碍食品安全的疾病主要包括：①霍乱；②细菌性和阿米巴性痢疾；③伤寒和副伤寒；④病毒性肝炎（甲型、戊型）；⑤活动性肺结核；⑥化脓性或者渗出性皮肤病。另外，国家卫生健康委员会还会适时根据食品安全需要、相关疾病预防控制情况等因素对目录进行调整，需要读者跟踪变化。

二、个人卫生要求

餐饮从业人员应保持良好的个人卫生。

（一）基本要求

（1）从业人员不得留长指甲、涂指甲油。工作时，应穿清洁的工作服，不得披散头发，佩戴的手表、手镯、手链、手串、戒指、耳环等饰物不得外露。

（2）食品处理区内的从业人员不宜化妆，应戴清洁的工作帽，工作帽应能将头发全部遮盖住。

（3）进入食品处理区的非加工制作人员，应符合从业人员卫生要求。

（二）口罩和手套

（1）专间的从业人员应佩戴清洁的口罩。

（2）专用操作区内从事下列活动的从业人员应佩戴清洁的口罩：现榨果蔬汁加工制作；果蔬拼盘加工制作；加工制作植物性冷食类食品（不含非发酵豆制品）；对预包装食品进行拆封、装盘、调味等简单加工制作后即供应的；调制供消费者直接食用的调味料；备餐。

如佩戴手套，佩戴前应对手部进行清洗消毒。手套应清洁、无破损，符合食品安全要求。手套使用过程中，应定时更换手套，出现要求重新洗手消毒的情形时，应在重新洗手消毒后更换手套。手套应存放在清洁卫生的位置，避免受到污染。

（三）手部清洗消毒

（1）从业人员在加工制作食品前，应洗净手部。手部清洗宜符合餐饮服务从业人员洗手消毒方法。

（2）加工制作过程中，应保持手部清洁。出现下列情形时，应重新洗净手部：加工制作不同存在形式的食品前；清理环境卫生、接触化学物品或不洁物品（落地的食品、受到污染的工具容器和设备、餐厨废弃物、钱币、手机等）后；咳嗽、打喷嚏及擤鼻涕后。

（3）进行使用卫生间、用餐、饮水、吸烟等可能会污染手部的活动后，应重新洗净手部。

（4）加工制作不同类型的食品原料前，宜重新洗净手部。

（5）从事接触直接入口食品工作的从业人员，加工制作食品前应洗净手部并进行手部消毒，手部清洗消毒应符合餐饮服务从业人员洗手消毒方法。加工制作过程中，应保持手部清洁。出现下列情形时，应重新洗净手部并消毒：接触非直接入口食品后；触摸头发、耳朵、鼻子、面部、口腔或身体其他部位后；加工制作不同存在形式的食品前；清理环境卫生、接触化学物品或不洁物品（落地的食品、受到污染的工具容器和设备、餐厨废弃物、钱币、手机等）后；咳嗽、打喷嚏及擤鼻涕后。

（四）工作服

（1）工作服宜为白色或浅色，应定点存放，定期清洗更换。从事接触直接入口食品工作的从业人员，其工作服宜每天清洗更换。

（2）食品处理区内加工制作食品的从业人员使用卫生间前，应更换工作服。

（3）工作服受到污染后，应及时更换。

（4）待清洗的工作服不得存放在食品处理区。

（5）清洁操作区与其他操作区从业人员的工作服应有明显的颜色或标识区分。

（6）专间内从业人员离开专间时，应脱去专间专用工作服。

第三节　职业道德

道德是构成人类文明，特别是精神文明的重要内容。通常讲的道德是指人们在一定的社会里，用以衡量、评价一个人思想、品质和言行的标准。它的确切含义是：人类社会生活中依据社会舆论、传统习惯和内心信念，以善恶评价为标准的意识、规范、行为和活动的总和。职业道德是人们在特定的职业活动中应遵循的行为规范的总和。

餐饮职业道德，也称之为“厨德”，是指餐饮工作者在从事餐饮工作中所要遵循的行为规范和应具备的道德素养。

餐饮职业道德不仅对餐饮工作者个人的生存和发展有着重要的作用和价值，而且与餐饮企业的兴旺发达也密切相关。

一、餐饮职业道德的形成对个人发展的影响

（一）职业道德是从业者的道德素质体现

一个人从出生起，经历了家庭、学校、社会等各种途径的道德教育，对道德的概念和内容已经具备了一定的认识和了解，逐步形成了道德情感、情操和信念，也初步形成了自己的人格特征。作为一名餐饮工作者，其道德品质主要是在走向社会、从事餐饮职业之后，在餐饮职业活动的实践中成熟和发展的。在这个过程中，不仅要遵循行业优秀的传统道德理念，而且随着时代发展还要不断地充实新的内容，最终形成稳定的职业心理、职业习惯。

（二）职业道德与社会生活关系最密切

职业道德具有传递感染性，带动不同行业的良性发展。搞好餐饮职业道德建设，对促进社会主义精神文明建设具有积极作用。

（三）良好的餐饮职业道德，可以创造良好的经济效益

利益的基础是道德。“君子爱财，取之有道”，中国传统道德中也不排斥个人合法利益的获取。如果一个餐饮企业在经营指导思想上不是首先想着为顾客服务，缺乏良好的职业道德，投机取巧，坑害顾客，可以肯定这样的企业在公众心目中不会有良好的形象，自然不可能长久地创造效益，员工也不能获得很好的收入。

二、职业道德建设对企业发展的影响

（一）职业道德是企业文化的重要组成部分

餐饮企业文化是餐饮企业在经营活动中形成的经营理念、经营目的、经营方针、价值观念、经营行为、社会责任、经营形象等的总和，是餐饮企业个性化的根本体现，也是其生存、竞争、发展的灵魂。餐饮岗位（工种）是餐饮企业的有机组成部

分，餐饮职业道德建设直接影响餐饮企业的健康发展。

（二）职业道德是增强企业凝聚力的手段

企业是具有社会性的组织，其内部存在着各种错综复杂的关系，这些关系既有相互协调的一面，又有相互矛盾的一面。增加理解，化解冲突，企业的凝聚力才能加强。在企业与职工的关系中，企业居支配主导地位，处理好这种关系，责任在企业，即企业在经营管理上要以职工为本，但仅此一方是不够的，要协调好职工与企业的关系，还要求职工必须具有较高的职业道德水平，即高度的企业主人翁意识和责任感，正确处理好个人与企业整体利益的关系，维护企业形象，关心企业的前途和命运。

（三）职业道德可以提高行业竞争力

所谓竞争是指在市场经济条件下，各经济行为主体为了某种经济利益以获得生存和发展的需要而进行的相互追赶、争夺有利条件的优胜劣汰的活动过程。产品和服务质量是企业的命脉，任何企业若不能保证产品和服务质量，便可能走向破产或倒闭。企业要提高产品质量和向其顾客提供优质服务，必须加强企业职业道德教育，以获取产品和服务质量的提高，为赢得竞争打下基础。

第四节　实训及作业

一、实训

1．洗净手部

按照《餐饮服务食品安全操作规范》附录餐饮服务从业人员洗手消毒方法，练习并示范洗手程序（如图2-1，餐饮服务从业人员手部清洗方法）。

（1）打开水龙头，用自来水（宜为温水）将双手弄湿。

（2）双手涂上皂液或洗手液等。

（3）双手互相搓擦20秒（必要时，以洁净的指甲刷清洁指甲）。工作服为长袖的应洗到腕部，工作服为短袖的应洗到肘部。

（4）用自来水冲净双手。

（5）关闭水龙头（手动式水龙头应用肘部或以清洁纸巾包裹水龙头将其关闭）。

（6）用清洁纸巾、卷轴式清洁抹手布或干手机干燥双手。

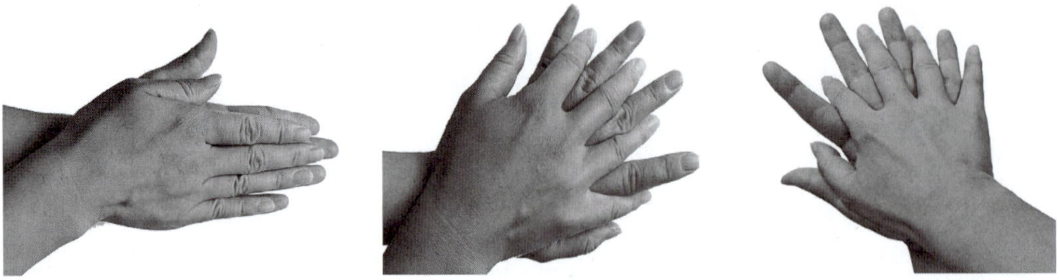

（1）掌心对掌心搓擦　（2）手指交错掌心对手背搓　（3）手指交错掌心对掌心搓擦

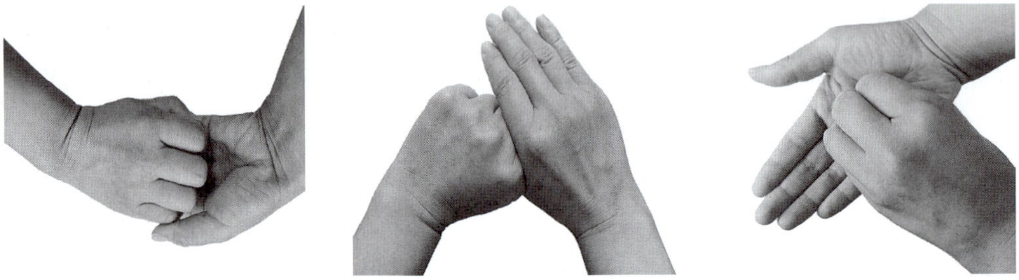

（4）两手互握互搓指背　（5）拇指在掌中转动搓擦　（6）指尖在掌心中搓擦

图 2-1　餐饮服务从业人员手部清洗方法

2．洗净手后按以下方法消毒手部

取适量的乙醇类速干手消毒剂于掌心，按照标准的清洗手部方法充分搓擦双手20～30秒，搓擦时保证手消毒剂完全覆盖双手皮肤，直至干燥。

二、作业

1．餐饮企业员工需要掌握哪些政府强制要求类知识？

2．在厨房工作，什么情况需要重新洗手，什么岗位必须戴口罩？

第三章

餐饮服务场所要求

第一节　场所与布局

一、选址与环境

《中华人民共和国食品安全法》要求食品生产经营应当符合食品安全标准并具有"与生产经营的食品品种、数量相适应的食品原料处理和食品加工、包装、贮存等场所，保持该场所环境整洁，并与有毒、有害场所以及其他污染源保持规定的距离"。

《餐饮服务食品安全操作规范》则对餐饮服务场所的选址进行了进一步的细化，要求从事餐饮服务活动应具有与生产经营的食品品种、数量相适应的食品原料处理和食品加工、包装、贮存等场所，保持该场所环境整洁，并与有毒、有害场所以及其他污染源保持规定的距离。

餐饮服务场所指与食品加工制作、供应直接或间接相关的区域，包括食品处理区、就餐区和辅助区。《餐饮服务食品安全操作规范》和《食品安全国家标准 餐饮服务通用卫生规范》都对餐饮服务场所的选址与环境作了要求。

（1）应选择与经营的餐食相适应的地点和场所，保持该场所环境清洁。

（2）不得选择易受到污染的区域。应距离粪坑、污水池、暴露垃圾场（站）、旱厕等污染源25米以上，并位于粉尘、有害气体、放射性物质和其他扩散性污染源的影响范围外。

（3）宜选择地面干燥、有给排水条件和电力供应的区域。

二、设计与布局

（1）食品处理区应设置在室内，并采取有效措施，防止食品在存放和加工制作过程中受到污染。

（2）按照原料进入、原料加工制作、半成品加工制作、成品供应的流程合理布局。

（3）分开设置原料通道及入口、成品通道及出口、使用后餐饮具的回收通道及入口。无法分设时，应在不同时段分别运送原料、成品、使用后的餐饮具，或者使用无污染的方式覆盖运送成品。

（4）设置独立隔间、区域或设施，存放清洁工具（包括扫帚、拖把、抹布、刷子等）。专用于清洗清洁工具的区域或设施，其位置不会污染食品，并有明显的区分标识。

（5）食品处理区加工制作食品时，如使用燃煤或木炭等固体燃料，炉灶应为隔墙烧火的外扒灰式。

（6）饲养和宰杀畜禽等动物的区域，应位于餐饮服务场所外，并与餐饮服务场所保持适当距离。

（7）根据经营项目需要设置专间的，按要求设置专间。需要设置专间的情况主要包括：中央厨房和集体用餐配送单位的食品冷却、分装；生食类食品加工制作；裱花蛋糕加工制作；冷食类食品［备餐、现榨果蔬汁、果蔬拼盘等的加工制作、仅加工制作植物性冷食类食品（不含非发酵豆制品）、对预包装食品进行拆封、装盘、调味等简单加工制作后即供应的食品、调制供消费者直接食用的调味料可在专间也可以在专用操作区进行］。

三、建筑结构

建筑结构应采用适当的耐用材料建造，坚固耐用，易于维修、清洁或消毒，地面、墙面、门窗、天花板等建筑围护结构的设置应能避免有害生物侵入和栖息。

（一）天花板

（1）天花板的涂覆或装修材料无毒、无异味、不吸水、易清洁。天花板无裂缝、无破损，无霉斑、无灰尘积聚、无有害生物隐匿。

（2）天花板宜距离地面2.5米以上。

（3）食品处理区天花板的涂覆或装修材料耐高温、耐腐蚀。天花板与横梁或墙壁结合处宜有一定弧度。水蒸气较多区域的天花板有适当坡度。清洁操作区、准清洁操作区及其他半成品、成品暴露区域的天花板平整。

（二）墙壁

（1）食品处理区墙壁的涂覆或铺设材料无毒、无异味、不透水。墙壁平滑、无裂缝、无破损，无霉斑、无积垢。

（2）需经常冲洗的场所（包括粗加工制作、切配、烹饪和餐用具清洗消毒等场所，下同），应铺设1.5米以上、浅色、不吸水、易清洗的墙裙。各类专间的墙裙应铺设到墙顶。

（三）门窗

（1）食品处理区的门、窗闭合严密、无变形、无破损。与外界直接相通的门和可开启的窗，应设置易拆洗、不易生锈的防蝇纱网或空气幕。与外界直接相通的门应能自动关闭。

（2）需经常冲洗的场所及各类专间的门应坚固、不吸水、易清洗。

（3）专间的门、窗闭合严密、无变形、无破损。专间的门应能自动关闭。专间的窗户应为封闭式（用于传递食品的除外）。专间内外运送食品的窗口应专用、可开闭，大小以可通过运送食品的容器为准。

（四）地面

（1）食品处理区地面的铺设材料应无毒、无异味、不透水、耐腐蚀。地面平整、无裂缝、无破损、无积水积垢。

（2）清洁操作区不得设置明沟，地漏应能防止废弃物流入及浊气逸出。

（3）就餐区不宜铺设地毯。如铺设地毯，应定期清洁，保持卫生。

第二节　设施设备

《中华人民共和国食品安全法》要求食品生产经营应当具有与生产经营的食品品种、数量相适应的生产经营设备或者设施，有相应的消毒、更衣、盥洗、采光、照明、通风、防腐、防尘、防蝇、防鼠、防虫、洗涤以及处理废水、存放垃圾和废弃物的设备或者设施。

一、供水设施

（1）食品加工制作用水的管道系统应引自生活饮用水主管道，与非饮用水（如冷却水、污水或废水等）的管道系统完全分离，应能保证水质、水压、水量及其他要求，符合食品加工需要，防止非食品加工用水逆流。

（2）供水设施中使用的涉及饮用水卫生安全的产品应符合国家相关规定。

（3）食品加工用水的水质应符合《生活饮用水卫生标准》（GB 5749—2022）的规定。对加工用水水质有特殊需要的，应符合相应规定。

（4）自备水源及其供水设施应符合有关规定。供水设施中使用的涉及饮用水卫生安全的产品应符合相关规定。

二、排水设施

（1）排水设施的设计和建造应保证排水畅通，便于清洁、维护；应能保证食品加工用水不受污染。

（2）需经常冲洗的场所和排水沟要有一定的排水坡度。排水沟内不得设置其他管路，侧面和底面接合处宜有一定弧度，并设有可拆卸的装置。

（3）排水的流向宜由高清洁操作区流向低清洁操作区，并能防止污水逆流。

（4）排水管道与外界相通的出口应有适当措施，以防止有害生物侵入。

（5）专间、专用操作区不应设置明沟；如设置地漏，应带有水封等装置，防止废弃物进入及浊气逸出。

三、清洗、消毒、保洁设施

（1）清洗、消毒、保洁设施设备应放置在专用区域，容量和数量应能满足加工制作和供餐需要。

（2）食品用工具的清洗水池应与食品原料、清洁用具的清洗水池分开。采用化学消毒方法的，应设置接触直接入口食品工用具的专用消毒水池。

（3）各类水池应使用不透水材料（如不锈钢、陶瓷等）制成，不易积垢，易于清洁，并以明显标识标明其用途。

（4）应设置存放消毒后餐用具的专用保洁设施，标识明显，易于清洁，与食品、清洁工具等存放设施能够明显区分，防止餐用具受到污染。

四、个人卫生设施和卫生间

（一）洗手设施

（1）食品处理区应设置足够数量的洗手设施，就餐区宜设置洗手设施。洗手设施附近应配备洗手用品和干手设施等。

（2）洗手池应不透水，不易积垢、易清洁。

（3）水龙头宜采用脚踏式、肘动式、感应式等非手触动式开关，宜设置热水器，提供温水。专间、专用操作区的水龙头应采用非手动式。

（4）洗手设施附近配备洗手液（皂）、消毒液、擦手纸、干手器等。从业人员专用洗手设施附近应有洗手方法标识。

（5）洗手设施的排水管道设有防止逆流、有害生物侵入及臭味产生的装置。

（二）卫生间

（1）卫生间不得设置在食品处理区内。卫生间出入口不应直对食品处理区，不宜直对就餐区。卫生间与外界直接相通的门能自动关闭。

（2）设置独立的排风装置，有照明；与外界直接相通的窗户设有易拆洗、不易生锈的防蝇纱网；墙壁、地面等的材料不吸水、不易积垢、易清洁；应设置冲水式便池，配备便刷。

（3）应在出口附近设置洗手设施，洗手设施符合要求。

（4）排污管道与食品处理区排水管道分设，且设置防臭气水封。排污口位于餐饮服务场所外。

五、更衣区

（1）与食品处理区处于同一建筑物内，宜为独立隔间且位于食品处理区入口处。鼓励有条件的餐饮服务提供者设立独立的更衣间。

（2）设有足够大的更衣空间、足够数量的更衣设施（如更衣柜、挂钩、衣架等）。

（3）更衣区设置洗手设施的，应当符合相应要求。

六、照明设施

（1）食品处理区应有充足的自然采光或人工照明设施，工作面的光照强度不得低于220勒克斯，光源不得改变食品的感官颜色。其他场所的光照强度不宜低于110勒克斯。

（2）安装在暴露食品正上方的照明灯应有防护装置，避免照明灯爆裂后污染食品。

（3）冷冻（藏）库应使用防爆灯。

七、通风排烟设施

（1）食品处理区（冷冻库、冷藏库除外）和就餐区应保持空气流通。专间应设立独立的空调设施。应定期清洁消毒空调及通风设施。

（2）产生油烟的设备上方，设置机械排风及油烟过滤装置，过滤器便于清洁、更换。

（3）产生大量蒸汽的设备上方，工序上方应设置机械排风排气装置，并做好凝结水的引泄。

（4）排气口设有易清洗、耐腐蚀且加装不小于16目的防虫筛网。

八、库房及冷冻（藏）设施

（1）根据食品贮存条件，设置相应的食品库房或存放场所，必要时设置冷冻库、冷藏库。

（2）冷冻柜、冷藏柜有明显的区分标识。冷冻、冷藏柜（库）设有可正确显示内部温度的温度计，宜设置外显式温度计。

（3）库房应设有通风、防潮及防止有害生物侵入的装置。

（4）同一库房内贮存原料、半成品、成品、包装材料的，应分设存放区域并显著标示，分离或分隔存放，防止交叉污染，不同区域有明显的区分标识。

（5）库房内应设置足够数量的存放架，其结构及位置能使贮存的食品和物品离墙离地，距离地面应在10厘米以上，距离墙壁宜在10厘米以上。

（6）清洁剂、消毒剂，杀虫剂，醇基燃料等物质的贮存设施应有醒目标识，并应与食品、食品添加剂、包装材料等分开存放或者分隔放置。

（7）应设专柜（位）贮存食品添加剂，标注“食品添加剂”字样，并与食品、食品相关产品等分开存放。

九、加工制作设备设施

（1）根据加工制作食品的需要，配备相应的设施、设备、容器、工具等。不得将加工制作食品的设施、设备、容器、工具用于与加工制作食品无关的用途。

（2）设备的摆放位置，应便于操作、清洁、维护和减少交叉污染。固定安装的设备设施应安装牢固，与地面、墙壁无缝隙，或保留足够的清洁、维护空间。

（3）设备、容器和工具与食品的接触面应平滑、无凹陷或裂缝，内部角落部位避免有尖角，便于清洁，防止聚积食品碎屑、污垢等。

（4）与食品接触的容器、工具和设备部件，应使用无毒、无味、耐腐蚀、不易脱落的材料制成，并应易于清洁和保养。有相应食品安全国家标准的，应符合相关标准的要求。

（5）用于盛放和加工原料、半成品、成品的容器、工具和设备应能明显区分，分开放置和使用，避免交叉污染。

十、场所、设施和设备的清洁

《餐饮服务食品安全规范》以附录的形式对场所、设施、设备及工具清洁给出了推荐方法，见表3-1。

表 3-1　推荐的餐饮服务场所、设施、设备及工具清洁方法

场所、设施、设备及工具	频率	使用物品	方法
地面	每天完工或有需要时	扫帚、拖把、刷子、清洁剂	1. 用扫帚扫地 2. 用拖把沾取清洁剂拖地 3. 用刷子刷去余下污物 4. 用水冲洗干净 5. 用干拖把拖干地面
排水沟	每天完工或有需要时	铲子、刷子、清洁剂	1. 用铲子铲去沟内大部分污物 2. 用清洁剂洗净排水沟 3. 用刷子刷去余下污物 4. 用水冲洗干净
墙壁、门窗及天花板（包括照明设施）	每月一次或有需要时	抹布、刷子、清洁剂	1. 用干抹布去除干的污物 2. 用湿抹布擦抹或用水冲刷 3. 用清洁剂清洗 4. 用湿抹布抹净或用水冲洗干净 5. 用清洁的抹布抹干 / 风干
冷冻（藏）库	每周一次或有需要时	抹布、刷子、清洁剂	1. 清除食物残渣及污物 2. 用湿抹布擦抹或用水冲刷 3. 用清洁剂清洗 4. 用湿抹布抹净或用水冲洗干净 5. 用清洁的抹布抹干 / 风干
排烟设施	表面每周一次，内部每年两次以上	抹布、刷子、清洁剂	1. 用清洁剂清洗 2. 用刷子、抹布去除油污 3. 用湿抹布抹净或用水冲洗干净 4. 风干
工作台及洗涤盆	每次使用后	抹布、刷子、清洁剂、消毒剂	1. 清除食物残渣及污物 2. 用湿抹布擦抹或用水冲刷 3. 用清洁剂清洗 4. 用湿抹布抹净或用水冲洗干净 5. 用消毒剂消毒 6. 用水冲洗干净 7. 风干

续表

场所、设施、设备及工具	频率	使用物品	方法
餐厨废弃物存放容器	每天完工或有需要时	刷子、清洁剂、消毒剂	1. 清除食物残渣及污物 2. 用水冲刷 3. 用清洁剂清洗 4. 用水冲洗干净 5. 用消毒剂消毒 6. 风干
设备、工具	每次使用后	抹布、刷子、清洁剂、消毒剂	1. 清除食物残渣及污物 2. 用水冲刷 3. 用清洁剂清洗 4. 用水冲洗干净 5. 用消毒剂消毒 6. 用水冲洗干净 7. 风干
卫生间	定时或有需要时	扫帚、拖把、刷子、抹布、清洁剂、消毒剂	1. 清除地面、便池、洗手池及台面、废弃物存放容器等的污物、废弃物 2. 用刷子刷去余下污物 3. 用扫帚扫地 4. 用拖把以清洁剂拖地 5. 用刷子、清洁剂清洗便池、洗手池及台面、废弃物存放容器 6. 用消毒剂消毒便池 7. 用水冲洗干净地面、便池、洗手池及台面、废弃物存放容器 8. 用干拖把拖干地面 9. 用湿抹布抹净洗手池及台面、废弃物存放容器 10. 风干

第三节　实训及作业

一、实训

按规范要求对实训室进行一次打扫和设施设备清洁。

二、作业

1. 你们实训室有结构上不合理的地方吗，应该如何改？
2. 可以在厨房宰杀禽类吗，依据是什么？

第四章

原料采购、验收与贮存

第一节　食品原料安全风险

原料是餐饮企业食品安全控制的第一个环节，也是最不容易控制的环节。对于大多数检测能力有限的企业主要是要把握好政策要求。采购环节的食品原料风险可能涉及化学残留、腐败变质、物理污染等。

一、残留化学物

农药残留是指由于使用农药而在食品、农产品及动物饲料中出现的任何特定物质，包括被认为具有毒理学意义的原药及其衍生物，如农药转化物、代谢物、反应产物以及杂质等。农药的残留可能来自以下几方面：施药造成的直接污染、动植物从污染的环境中吸收农药、通过食物链污染食品以及一些其他途径的污染（比如粮库内使用熏蒸剂可使粮食受到污染；食品在储存、运输、加工等过程中混装、混放可受到容器及车船沾染农药的污染等）。

兽药残留是指食品动物用药后，动物产品的任何可食用部分中所有与药物有关的物质的残留，包括药物本身或/和其代谢产物。兽药残留主要有抗微生物药物（抗生素类、磺胺类、呋喃类）、抗寄生虫药物（苯并咪唑类），甚至有违禁药物如激素类药物、β-肾上腺素受体激动剂及其他促生长剂的残留。

自然界中存在各种金属元素，它们主要通过食物和饮用水进入人体，也可以通过呼吸道吸入和皮肤接触等途径进入人体，也可能通过食物链迁移进食品原料。

二、生物污染

食品的生物污染主要包括细菌污染、真菌污染和病毒污染，也包括被它们侵袭后可能分泌的有毒物质的污染。农产品原料在生产、贮藏过程中都有可能遭受细菌、霉菌的侵袭导致腐败变质，从而影响食品原料的安全性。

动物养殖过程中可能遭受寄生虫的侵袭，从而滞留于食物原料中，有些寄生虫还可能造成人畜共患疾病，给食品原料带来风险。

三、物理污染

物理污染可能来自食物原料的加工过程，有时也涉及人为掺假造假，也是食品原料安全的一个风险因素。

四、相关限量标准

对于一般餐饮企业，主要是按国家要求进行采购资格的查验，按要求采购并留存相关票据。对于大型餐饮企业，如果具备了食品安全检测能力，或按要求外送检测，原料相关安全检测通用标准主要涉及《食品安全国家标准 食品中真菌毒素限量》（GB 2761—2017）、《食品安全国家标准 食品中污染物限量》（GB 2762—2022）、《食品安全国家标准 食品中农药最大残留限量》（GB 2763—2021）、《食品安全国家标准 食品中2，4-滴丁酸钠盐等112种农药最大残留限量》（GB 2763.1—2022）、《食品安全国家标准 食品中兽药最大残留限量》（GB 31650—2019）、《食品安全国家标准 食品中41种兽药最大残留限量》（GB 31650.1—2022）、《食品安全国家标准 食品中致病菌限量》（GB 29921—2021）等。

第二节 原料采购、验收与贮存要求

对于一般餐饮企业而言，原料一般都是由供货商运送到店。供货商运输原料需要满足以下要求：运输前，对运输车辆或容器进行清洁，防止食品受到污染；运输过程中，做好防尘、防水，食品与非食品、不同类型的食品原料（动物性食品、植物性食品、水产品，下同）应分隔，食品包装完整、清洁，防止食品受到污染；运输食品的温度、湿度应符合相关食品安全要求；不得将食品与有毒有害物品混装运输，运输食品和运输有毒有害物品的车辆不得混用。原料的采购、验收和贮存需要满足《餐饮服务食品安全操作规范》和《食品安全国家标准 餐饮服务通用卫生规范》的要求。

一、原料采购

（一）选择合格供应商

1．证照齐全，票证完整

采购食品应依据国家相关规定查验供货者的许可证和食品合格证明文件，并建立合格供应商档案，确保选择的供货者具有相关合法资质，应当索取、留存有供货方盖章（或签字）的购物凭证。购物凭证应当包括供货方名称、产品名称、产品数量、送货或购买日期等内容。

2．名单管理，定期检查

鼓励建立固定的供货渠道，与固定供货者签订供货协议，明确各自的食品安全责任和义务。

特定餐饮服务提供者应建立供货者评价和退出机制，对供货者的食品安全状况等进行评价，将符合食品安全管理要求的列入供货者名录，及时更换不符合要求的供货者。鼓励其他餐饮服务提供者建立供货者评价和退出机制。特定餐饮服务提供者应自行或委托第三方机构定期对供货者食品安全状况进行现场评价。

3．构建标准，合同管理

餐饮服务提供者长期或大量使用的原料应建立商品采购标准并选择固定的供应商，应当与供应商签订包括保证食品安全、规格等内容的采购供应合同。

（二）不采购违禁原料

国家禁止经营的食品原辅料含有严重危害健康的有害因素，不得采购和出售违禁食品原辅料。

1．对人体有潜在危害或地方食品安全监管部门禁止的食品

包括应当检验、检疫而未检验、检疫的食品或者检验、检疫不合格的食品；各种变质、被污染或感官异常，或经营、运输卫生条件差的食品；掺杂、使假、以假充真、以次充好的食品；过期、失效、变质的食品；死的黄鳝、甲鱼、乌龟、河蟹等及用于添加到食品中的非食用物质；地方食品安全监管部门禁止的食品原料。

2．野生动物

不采购珍贵、濒危的陆生、水生野生动物和有重要生态、科学、社会价值的陆生野生动物或使用国家或者地方重点保护野生动物及其产品制作食品。

3．药品

生产经营的食品中不得添加药品，但是可以添加按照传统既是食品又是中药材的物质。按照传统既是食品又是中药材的物质目录由国务院卫生行政部门会同国务院食品安全监督管理部门制定、公布。在采购药食同源物质时一定要查询《按照传统既是食品又是中药材的物质目录》，有使用要求的，在后期使用中一定要按要求使用。

二、食品验收及贮存

（一）进货查验

（1）对采购的包装食品必须按照法律法规和食品安全标准来对食品感官或标签进行检查。

（2）查验货物是否为国家法律法规所禁止销售的食品。

（3）查验供货商的许可证、营业执照和食品合格的证明文件。

（4）进口食品一定要有食品的合法证明，并及时进行消毒处理后，方可进入库房。

（5）查验期间，尽可能减少食品的温度变化。冷藏食品表面温度与标签标识的温度要求不得超过+3℃，冷冻食品表面温度不宜高于-9℃。

（6）对于有原料采购企业内部标准或者验收说明的，需要在收货过程中对照企业内部标准或原料验收说明，检查是否有遗漏项。

（二）索证索票管理

1．索证

进货时向生产厂家或供货商索取有效期内的许可证、营业执照和食品合格的证明文件。并且及时更新，确保供货商证件在有效期内进行供货。严格执行索证制度，不符合要求的食品拒绝入库。

（1）从食品生产者处采购食品的，查验其食品生产许可证和产品合格证明文件等；采购食品添加剂、食品相关产品的，查验其营业执照和产品合格证明文件等。

（2）从食品销售者处（商场、超市、便利店等）采购食品的，查验其食品经营许可证等；采购食品添加剂、食品相关产品的，查验其营业执照等。

（3）从食用农产品个体生产者处直接采购食用农产品的，查验其有效身份证明。

（4）从食用农产品生产企业和农民专业合作经济组织处采购食用农产品的，查验其社会信用代码和产品合格证明文件。

（5）从集中交易市场采购食用农产品的，索取并留存市场管理部门或经营者加盖公章（或负责人签字）的购货凭证。

（6）采购畜禽肉类的，还应查验动物产品检疫合格证明；采购猪肉的，还应查验肉品品质检验合格证明。

（7）实行统一配送经营方式的，可由企业总部统一查验供货者的相关资质证明及产品合格证明文件，留存每笔购物或送货凭证。各门店能及时查询、获取相关证明文件复印件或凭证。

（8）采购食品、食品添加剂、食品相关产品的，应留存每笔购物或送货凭证。

2．索票

进货时要索取带有名称、数量、价格、产品批号、保质期、供货者及联系方式、进货日期等内容的票据，同时也可以索要发票。

3．票据公示

索证索票完成后，把票据在固定且醒目的地方进行公示，方便消费者查看或者有关部门进行检查。

（三）库房自查管理

（1）库房保管员应了解食品安全相关法规和食品安全基本知识及感官鉴别常识。

（2）每日入库的物品，做到心中有数，应查验食品与购物凭证是否相符。

（3）每日检查库存，做到先进先出的原则，减少食品损坏或变质、滋生细菌。

（4）定期检查食品的生产日期、保质期，确保食品在安全期内食用。

（5）定期排查库房防潮、防鼠疫的情况，并做好排查记录。

（6）定期进行消毒灭菌处理，减少细菌滋生或者食材交叉污染。

（四）进出库房台账管理

（1）建立货物进出库房的台账管理，所有数据如实记录，严禁弄虚作假。

（2）进库货物必须记录名称、数量、价格、产品批号、保质期、规格、负责人姓名及联系方式。

（3）领取货物必须有含名称、数量、规格、领取人姓名和负责领导签字、领料日期等信息的领料单据。

（4）进出货物票据、数据要如实记录，禁止作假，装订成册，保存2年及以上，以备食品安全检查。

（5）进货查验记录和相关凭证的保存期限不得少于产品保质期满后 6 个月；没有明确保质期的，保存期限不得少于 2 年。其他各项记录保存期限宜为 2 年。

（五）食品储存日常管理

（1）根据储存需要，添置货架、冷藏保鲜柜、冷冻冰箱、保鲜盒、干制架等设施设备。

（2）库房禁止存放有毒有害物品（如洗涤剂、纯碱、消毒水等），不得存放药品、保健品等物品。库房内严禁存放私人物品、非食品、有毒有害物品、有强烈异味物品、农药、化肥、亚硝酸盐等。

（3）添加防虫、防蝇、防霉、防鼠疫的设施设备，并且进行定期检查，确保设施设备能够正常运行。

（4）做好通风工作，必要时安装机械通风设备，务必保持空气流通，干燥洁净明亮，防止发霉。防霉的主要措施是控制贮存环境的相对湿度低于70%、温度在10℃以下可防止霉菌的繁殖和产霉，货架、容器保持清洁，并避免阳光直晒食品，容器应防尘。

（5）每天完成卫生打扫，确保卫生洁净，定期进行消毒工作。

（6）食品贮藏做到各类食品分架存放，隔墙离地10厘米以上，包装食品按类别、品种上架堆放，挂牌注明食品质量及进货日期（或保质期）。

（7）库房管理人员应经常检查食品质量，散装易腐食品勤翻、勤晒，储存容器加盖密闭，发现变质、有异味、污秽不洁、发霉、生虫或超过保质期的食品要立即处理，不得继续贮存。

仓库物品要分类存放（图4–1），干湿分开，避免受潮。物品单独包装存放，不要混合存放，防止交叉污染或串味。

《餐饮服务食品安全操作规范》对于蔬菜类（表4–1）、水果类（表4–2）、畜禽肉类（表4–3）和水产类（表4–4）需要冷藏食物的温度给出了建议。

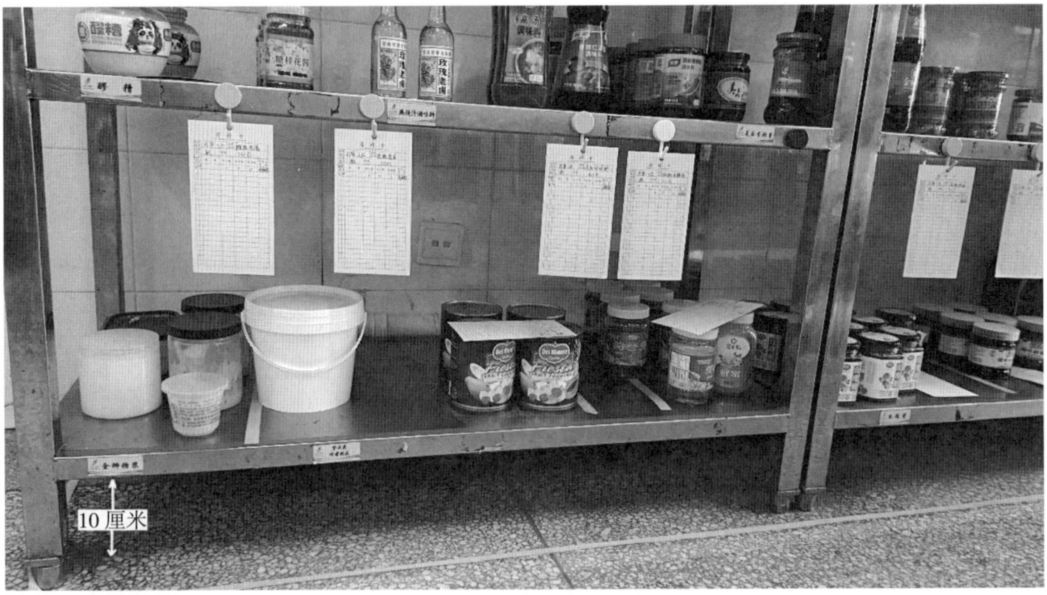

图 4–1　仓库食品储存架

表 4-1 蔬菜类建议存储温度

种类	环境温度	涉及产品范围
根茎菜类	0 ~ 5℃	蒜薹、大蒜、长柱山药、马铃薯、辣根、芜菁、胡萝卜、萝卜、竹笋、芦笋、芹菜
	10 ~ 15℃	扁块山药、生姜、甘薯、芋头
叶菜类	0 ~ 3℃	结球生菜、直立生菜、紫叶生菜、油菜、奶白菜、菠菜（尖叶型）、茼蒿、小青葱、韭菜、甘蓝、抱子甘蓝、菊苣、乌塌菜、小白菜、芥蓝、菜心、大白菜、羽衣甘蓝、莴笋、欧芹、茭白、牛皮菜
瓜菜类	5 ~ 10℃	佛手瓜和丝瓜
	10 ~ 15℃	黄瓜、南瓜、冬瓜、冬西葫芦（笋瓜）、矮生西葫芦、苦瓜
茄果类	0 ~ 5℃	红熟番茄和甜玉米
	9 ~ 13℃	茄子、绿熟番茄、青椒
食用菌类	0 ~ 3℃	白灵菇、金针菇、平菇、香菇、双孢菇
	11 ~ 13℃	草菇
菜用豆类	0 ~ 3℃	甜豆、荷兰豆、豌豆
	6 ~ 12℃	四棱豆、扁豆、芸豆、豇豆、豆角、毛豆荚、菜豆

表 4-2 水果类建议存储温度

种类	环境温度	涉及产品范围
核果类	0 ~ 3℃	杨梅、枣、李、杏、樱桃、桃
	5 ~ 10℃	橄榄、杧果（催熟果）
	13 ~ 15℃	杧果（生果实）
仁果类	0 ~ 4℃	苹果、梨、山楂
浆果类	0 ~ 3℃	葡萄、猕猴桃、石榴、蓝莓、柿子、草莓
柑橘类	5 ~ 10℃	柚类、宽皮柑橘类、甜橙类
	12 ~ 15℃	柠檬
瓜类	0 ~ 10℃	西瓜、哈密瓜、甜瓜和香瓜
热带、亚热带水果	4 ~ 8℃	椰子、龙眼、荔枝
	11 ~ 16℃	红毛丹、菠萝（绿色果）、番荔枝、木菠萝、香蕉

表 4-3　畜禽肉类建议存储温度

种类	环境温度	涉及产品范围
畜禽肉（冷藏）	-1 ~ 4℃	猪、牛、羊和鸡、鸭、鹅等肉制品
畜禽肉（冷冻）	-12℃以下	猪、牛、羊和鸡、鸭、鹅等肉制品

表 4-4　水产品建议储存温度

种类	环境温度	涉及产品范围
水产品（冷藏）	0 ~ 4℃	罐装冷藏蟹肉、鲜海水鱼
水产品（冷冻）	-15℃以下	冻扇贝、冻裹面包屑虾、冻虾、冻裹面包屑鱼、冻鱼、冷冻鱼糜、冷冻银鱼
水产品（冷冻）	-18℃以下	冻罗非鱼片、冻烤鳗、养殖红鳍东方鲀
水产品（冷冻生食）	-35℃以下	养殖红鳍东方鲀

第三节　原料入库与库存常用表格设计

一、进货查验记录表格

《餐饮服务食品安全操作规范》给出了进货查验记录表格的示例（表4-5），可以参考进行设计。

表 4-5　进货查验记录表格示例

序号	进货日期	产品名称	规格	数量	生产批号或日期	生产者	地址及联系方式（电话等）	供货者	地址及联系方式（电话等）	随货证明文件查验					入库检查		自检或委检情况	记录人	备注
										许可证（如有）	营业执照（如有）	购货凭证	该批产品检验报告	其他合格证明（如有）	外观检查	温度检查（如需）			

二、其他表格示例

（一）库存物料盘存表

库存物料盘存表格示例见表4–6。

表 4–6　库存物料盘存表

负责人：　　　　　　　　　　　　　　　　　　　　　　　　日期：　　　年　　月

原材料名称	品牌	规格型号	单价	单位	上月库存	入、出	日期（1~31）	总金额	入、出库存总数	库存数量	备注
						入					
						出					

（二）不合格原料处置记录

不合格原料处置记录见表4–7。

表 4–7　不合格原料处置记录表

<table>
<tr><td>供应单位</td><td colspan="4"></td><td>产品名称</td><td colspan="2"></td></tr>
<tr><td>送货日期</td><td></td><td>采购数量</td><td></td><td>不合格数量</td><td></td><td>规格型号</td><td></td></tr>
<tr><td colspan="8">不合格产品描述：

记录人 / 日期：</td></tr>
<tr><td colspan="8">不合格产品评审和处置意见：
退货（　　）让步接收（　　）拣用（　　）报废（　　）
批准人 / 日期：</td></tr>
<tr><td colspan="8">备注：</td></tr>
</table>

（三）入库记录表

入库记录表格示例见表4-8。

表 4-8 入库记录表

日期：　　年　　月　　日

序号	原料名称	数量	规格	生产日期	保质期	供应商	入库时间	质量验收人	数量验收人	采购责任人	仓库责任人
备注											

（四）出库记录表

出库记录表格示例见表4-9。

表 4-9 出库记录表

日期：　　年　　月　　日

序号	原料名称	规格	数量	单位	出库日期	部门	备注

（五）原料进货台账

原料进货台账表格示例见表4-10。

表 4-10 原料进货台账

日期：　　年　　月　　日

序号	原料名称	进货日期	进货数量	规格数量	金额（含票据）	批次（生产日期）	保质期限	生产单位	供货商及联系电话	联系电话	备注

第四节　实训及作业

一、实训

以下是几名同学设计的表格，观察表格是否完备，如果里面有需要补充的要素请给予补充。

退货单

供应商			收货日期	
序号	原料名称	规格	单位	单价
小计				
备注（退货原因）				
退货人			退货日期	

二、作业

1. 查阅资料说明怎么做到原料采购、验收和出入库责任到人。

2. 根据《中华人民共和国食品安全法》回答，如果餐饮企业采购的原料农药超标未被发现，责任方是谁？

第五章

加工、制作与留样

第一节　加工与制作

一、相关食品安全风险

粗加工的食品安全风险主要来自以下几方面：解冻过程变质或解冻不彻底导致加工时中心温度不够、不同洗涤池之间的交叉污染、干货涨发、违规添加剂的使用等。

烹制过程的食品安全风险主要来自加工温度不够或过度加热、加工冷却后的食品污染或冷却时间过长导致变质等。

生冷食品制作的风险主要来自交叉污染。这里的交叉污染包括人对食品的污染、不同加工器具或食品之间的交叉污染等。

二、加工制作要求

《餐饮服务食品安全操作规范》对餐饮食品的加工制作提出了详细的要求。

（一）加工制作基本要求

（1）加工制作的食品品种及数量与场所、设施、设备等条件相匹配。

（2）加工制作食品过程中，应采取下列措施，避免食品受到交叉污染：不同类型的食品原料、不同存在形式的食品（原料、半成品、成品，下同）分开存放，其盛放容器和加工制作工具分类管理、分开使用、定位存放；接触食品的容器和工具不得直接放置在地面上或者接触不洁物；食品处理区内不得从事可能污染食品的活动；不得在辅助区（如卫生间、更衣区等）内加工制作食品、清洗消毒餐饮具；餐饮服务场所内不得饲养和宰杀禽、畜等动物。

（3）加工制作食品过程中，不得存在下列行为：使用非食品原料加工制作食品；

在食品中添加食品添加剂以外的化学物质和其他可能危害人体健康的物质；使用回收食品作为原料，再次加工制作食品；使用超过保质期的食品、食品添加剂；超范围、超限量使用食品添加剂；使用腐败变质、油脂酸败、霉变生虫、污秽不洁、混有异物、掺假掺杂或者感官性状异常的食品、食品添加剂；使用被包装材料、容器、运输工具等污染的食品、食品添加剂；使用无标签的预包装食品、食品添加剂；使用国家为防病等特殊需要明令禁止经营的食品（如织纹螺等）；在食品中添加药品（按照传统既是食品又是中药材的物质除外）；法律法规禁止的其他加工制作行为；对国家法律法规明令禁止的食品及原料，应拒绝加工制作。

（二）加工制作区域的使用

（1）中央厨房和集体用餐配送单位的食品冷却、分装等应在专间内进行。

（2）下列食品的加工制作应在专间内进行：生食类食品；裱花蛋糕；冷食类食品（既可在专间又可以在专用操作区加工制作的见下条）。

（3）下列加工制作既可在专间也可在专用操作区内进行：备餐；现榨果蔬汁、果蔬拼盘等的加工制作；仅加工制作植物性冷食类食品（不含非发酵豆制品）；对预包装食品进行拆封、装盘、调味等简单加工制作后即供应的；调制供消费者直接食用的调味料。

（4）学校（含托幼机构）食堂和养老机构食堂的备餐宜在专间内进行。

（5）各专间、专用操作区应有明显的标识，标明其用途。

（三）粗加工制作与切配

（1）冷冻（藏）食品出库后，应及时加工制作。冷冻食品原料不宜反复解冻、冷冻。

（2）宜使用冷藏解冻或冷水解冻方法进行解冻，解冻时合理防护，避免受到污染。使用微波解冻方法的，解冻后的食品原料应被立即加工制作。

（3）应缩短解冻后的高危易腐食品原料在常温下的存放时间，食品原料的表面温度不宜超过8℃。

（4）食品原料应洗净后使用。盛放或加工制作不同类型食品原料的工具和容器应分开使用。盛放或加工制作畜肉类原料、禽肉类原料及蛋类原料的工具和容器宜分开使用。

（5）使用禽蛋前，应清洗禽蛋的外壳，必要时消毒外壳。破蛋后应单独存放在暂存容器内，确认禽蛋未变质后再合并存放。

（6）应及时使用或冷冻（藏）贮存切配好的半成品。

（四）专间内加工制作

（1）专间内温度不得高于25℃。

（2）每餐（或每次）使用专间前，应对专间空气进行消毒。消毒方法应遵循消毒设施使用说明书要求。使用紫外线灯消毒的，应在无人加工制作时开启紫外线灯30分钟以上并做好记录。

（3）由专人加工制作，非专间加工制作人员不得擅自进入专间。进入专间前，加工制作人员应更换专用的工作衣帽并佩戴口罩。加工制作人员在加工制作前应严格清洗消毒手部，加工制作过程中适时清洗、消毒手部。

（4）应使用专用的工具、容器、设备，使用前应使用专用清洗消毒设施对其进行清洗消毒并保持清洁。

（5）及时关闭专间的门和食品传递窗口。

（6）蔬菜、水果、生食的海产品等食品原料应清洗处理干净后，方可传递进专间。预包装食品和一次性餐饮具应去除外层包装并保持最小包装清洁后，方可传递进专间。

（7）在专用冷冻或冷藏设备中存放食品时，宜将食品放置在密闭容器内或使用保鲜膜等进行无污染覆盖。

（8）加工制作生食海产品，应在专间外剔除海产品的非食用部分，并将其洗净后，方可传递进专间。加工制作时，应避免海产品可食用部分受到污染。加工制作后，应将海产品放置在密闭容器内冷藏保存，或放置在食用冰中保存并用保鲜膜分隔。放置在食用冰中保存的，加工制作后至食用前的间隔时间不得超过1小时。

（9）加工制作裱花蛋糕，裱浆和经清洗消毒的新鲜水果应当天加工制作、当天使用。蛋糕坯应存放在专用冷冻或冷藏设备中。打发好的奶油应尽快使用完毕。

（10）加工制作好的成品宜当餐供应。

（11）不得在专间内从事非清洁操作区的加工制作活动。

（五）专用操作区内加工制作

（1）由专人加工制作。加工制作人员应穿戴专用的工作衣帽并佩戴口罩。加工制作人员在加工制作前应严格清洗消毒手部，加工制作过程中适时清洗消毒手部。

（2）应使用专用的工具、容器、设备，使用前进行消毒，使用后洗净并保持清洁。

（3）在专用冷冻或冷藏设备中存放食品时，宜将食品放置在密闭容器内或使用保鲜膜等进行无污染覆盖。

（4）加工制作的水果、蔬菜等，应清洗干净后方可使用。

（5）加工制作好的成品应当餐供应。

（6）现调、冲泡、分装饮品可不在专用操作区内进行。

（7）不得在专用操作区内从事非专用操作区的加工制作活动。

（六）烹饪区内加工制作一般要求

（1）烹饪食品的温度和时间应能保证食品安全。

（2）需要烧熟煮透的食品，加工制作时食品的中心温度应达到70℃以上。对特殊加工制作工艺，中心温度低于70℃的食品，餐饮服务提供者应严格控制原料质量安全状态，确保经过特殊加工制作工艺制作成品的食品安全。鼓励餐饮服务提供者在售卖时按照《餐饮服务食品安全操作规范》相关要求进行消费提示。

（3）盛放调味料的容器应保持清洁，使用后加盖存放，宜标注预包装调味料标签上标注的生产日期、保质期及开封日期等内容。

（4）宜采用有效的设备或方法，避免或减少食品在烹饪过程中产生有害物质。

（七）食品添加剂的使用

《食品安全国家标准 食品添加剂使用标准》（GB 2760—2014）对添加剂的使用提出了基本要求：食品添加剂的使用不应对人体产生任何健康危害；不应掩盖食品腐败变质；不应掩盖食品本身或加工过程中的质量缺陷或以掺杂、掺假、伪造为目的而使用食品添加剂；不应降低食品本身的营养价值；在达到预期效果的前提下尽可能降低在食品中的使用量。

《餐饮服务食品安全规范》作了如下要求。

（1）使用食品添加剂的，应在技术上确有必要，并在达到预期效果的前提下尽可能降低使用量。

（2）按照《食品安全国家标准 食品添加剂使用标准》规定的食品添加剂品种、使用范围、使用量，使用食品添加剂。不得采购、贮存、使用亚硝酸盐（包括亚硝酸钠、亚硝酸钾）。

（3）专柜（位）存放食品添加剂，并标注“食品添加剂”字样。使用容器盛放拆包后的食品添加剂的，应在盛放容器上标明食品添加剂名称，并保留原包装。

（4）应专册记录使用的食品添加剂名称、生产日期或批号、添加的食品品种、添加量、添加时间、操作人员等信息，《食品安全国家标准 食品添加剂使用标准》规定按生产需要适量使用的食品添加剂除外。使用有《食品安全国家标准 食品添加剂使用标准》“最大使用量”规定的食品添加剂，应精准称量使用。

（八）食品相关产品的使用

（1）各类工具和容器应有明显的区分标识，可使用颜色、材料、形状、文字等方式进行区分。

（2）工具、容器和设备，宜使用不锈钢材料，不宜使用木质材料。必须使用木质材料时，应避免对食品造成污染。盛放热食类食品的容器不宜使用塑料材料。

（3）添加邻苯二甲酸酯类物质制成的塑料制品不得盛装、接触油脂类食品和乙醇含量高于20%的食品。

（4）不得重复使用一次性用品。

（九）高危易腐食品冷却及再加热

（1）需要冷冻（藏）的熟制半成品或成品，应在熟制后立即冷却。

（2）应在清洁操作区内进行熟制成品的冷却，并在盛放容器上标注加工制作时间等。

（3）冷却时，可采用将食品切成小块、搅拌、冷水浴等措施或者使用专用速冷设备，使食品的中心温度在2小时内从60℃降至21℃，再经2小时或更短时间降至8℃。

（4）高危易腐食品熟制后，在8～60℃条件下存放2小时以上且未发生感官性状变化的，食用前应进行再加热。

（5）再加热时，食品的中心温度应达到70℃以上。

三、特定项目的规范要求

按照《餐饮服务食品安全操作规范》，以下项目需符合相关规范。

（一）油炸类食品

（1）选择热稳定性好、适合油炸的食用油脂。

（2）与炸油直接接触的设备、工具内表面应为耐腐蚀、耐高温的材质（如不锈钢等），易清洁、维护。

（3）油炸食品前，应尽可能减少食品表面的多余水分。油炸食品时，油温不宜超过190℃。油量不足时，应及时添加新油。定期过滤在用油，去除食物残渣。鼓励使用快速检测方法定时测试在用油的酸价、极性组分等指标。定期拆卸油炸设备，进行清洁维护。

（二）烧烤类食品

（1）烧烤场所应具有良好的排烟系统。

（2）烤制食品的温度和时间应能使食品被烤熟。

（3）烤制食品时，应避免食品直接接触火焰或烤制温度过高，减少有害物质的产生。

（三）火锅类食品

（1）不得重复使用火锅底料。

（2）使用醇基燃料（如酒精等）时，应在没有明火的情况下添加燃料。使用炭火或煤气时，应通风良好，防止一氧化碳中毒。

（四）糕点类食品

（1）使用烘焙包装用纸时，应考虑颜色可能对产品的迁移，并控制有害物质的迁移量，不应使用有荧光增白剂的烘烤纸。

（2）使用自制蛋液的，应冷藏保存蛋液，防止蛋液变质。

（五）自制饮品

（1）加工制作现榨果蔬汁、食用冰等的用水，应为预包装饮用水、使用符合相关规定的水净化设备或设施处理后的直饮水、煮沸冷却后的生活饮用水。

（2）自制饮品所用的原料乳，宜为预包装乳制品。

（3）煮沸生豆浆时，应将上涌泡沫除净，煮沸后保持沸腾状态5分钟以上。

四、不同经营项目关键控制点

食品经营项目分为预包装食品销售（含冷藏冷冻食品、不含冷藏冷冻食品）、散装食品销售（含冷藏冷冻食品、不含冷藏冷冻食品）、特殊食品销售（保健食品、特殊医学用途配方食品、婴幼儿配方乳粉、其他婴幼儿配方食品）、其他类食品销售；热食类食品制售、冷食类食品制售、生食类食品制售、糕点类食品制售、自制饮品制售、其他类食品制售等。

餐饮企业主要涉及热食类食品制售、冷食类食品制售、生食类食品制售、糕点类食品制售、自制饮品制售，有些还会涉及预包装食品销售和散装食品销售等，其中预包装食品销售和散装食品销售通常会标明是否涉及冷藏、冷冻食品。

以下就餐饮企业主要涉及的不同经营项目的制品安全关键点进行总结和描述。这里需要指出的是，各不同经营项目关键点的控制是建立在已经符合基本要求基础之上的特定加工环节的共性描述（非针对特定制品），这里假定原料、加工环境等已经符合基本要求。

（一）热食类食品制售

热食加工过程中要消除或减少食物中的生物性及化学性危害，必须要控制加热的温度和时间，时间和温度往往是一对同时出现的参数，单纯控制温度或时间都可能难以完全去除食品中的危害，加工过程中应注意兼顾食物温度和时间对食品安全的影响。

在食品的安全方面，一方面要求加工制作时食品的中心温度应达到70℃以上，但同时需要注意并不是温度越高和时间越长安全性越高。对于一些特定的食品加工工艺，比如煎炸、烤制等需要控制恰当的加工温度和加工时间才能最大程度上保证食品的安全。对于高危易腐食品需要冷却食用的，可采用将食品切成小块、搅拌、冷水浴等措施或者使用专用速冷设备，使食品的中心温度在2小时内从60℃降至21℃，再经2小时或更短时间降至8℃，其食用时限为烧熟后24小时。对于热藏（60℃以上）贮藏的食品，其食用时限为烧熟后4小时。

加热的温度和时间除了影响食物的安全外，还会影响食物的其他质量要素，比如口感、是否利于消化吸收等。因此，对于热食类食品而言，加工过程要特别注意温度和时间控制的“度”，即温度和时间都要恰当。另外，热食类食品的加工一般都具有特定的加工配方比例和工艺，为了达到应有的效果，应该控制好配方比例和投料的顺序。

（二）冷食类食品制售

冷菜和生食均属于直接入口食品，也是餐饮业风险较高的食品，一旦被污染，就很容易引起食源性疾病。对于冷菜，因为不再加热，交叉污染很容易给食品的安全带来风险。

冷菜加工应该坚持专间、专人、专用设备、专用工具与专用容器。冷菜必须在厨房专间内切配，厨房专间室温应控制在25℃以下。

专间内加工制作人员应设专人，非操作人员不得擅自进入厨房专间。厨房专间操作人员经健康体检、培训合格，每日经晨检后方可上岗。厨房专间操作人员进入厨房专间时，应更换专用工作衣帽并佩戴口罩，操作前应严格进行双手清洗消毒，操作中需要重新洗手的要依据《餐饮服务食品安全操作规范》重新洗手。

厨房专间冰箱上应标示仅供冷菜存放，定期（一般每周不低于1次）消毒，冰箱内不放置食品原料、半成品和不洁物品。尽量缩短冷菜在常温下存放时间，最好当餐制作当餐食用。冷菜的加工制作一般应尽可能缩短加工时间，加工到食用最好不要超过2小时。

配备厨房专间专用的刀、砧板、容器、抹布及其他工具。配备专用冷菜品种容器，在固定位置存放。厨房专间内专用工具、容器不接触非即食食品。厨房专间内使用的设备、工具、容器用前应消毒，用后应洗净并保持清洁。

厨房专间每餐（或每次）使用专间前，应对专间空气进行消毒。消毒方法应遵循消毒设施使用说明书要求。使用紫外线灯消毒的，应在无人加工制作时开启紫外线灯30分钟以上并做好记录。厨房专间内设工具清洗消毒池和手部消毒设施。二次更衣室内不放置非即食食品、私人物品、清洁工具和杂物。专间内标示消毒频次和消毒液浓度要求，并进行记录。厨房专间洗手处标示应该洗手的情形，以及规范洗手的步骤和方法。

需要指出的是，按照我国《学校食品安全与营养健康管理规定》（中华人民共和国教育部、中华人民共和国国家市场监督管理总局、中华人民共和国国家卫生健康委员会令第45号）的要求，中小学、幼儿园食堂不得制售冷荤类食品、生食类食品、裱花蛋糕。因此，从事对中小学、幼儿园供餐的不可制作该类食品。

（三）生食类食品制售

生食类食品一般特指生食水产品。多为生食动物性水产品，是指以鲜、活、冷藏、冷冻的鱼类、甲壳类、贝类、头足类等水产品为原料，经洁净加工而未经腌制或熟制的直接食用的产品。

生食水产品的安全受到养殖环境、运输过程、加工操作等环节的影响。生食水产品易被肝吸虫、肺吸虫、囊虫、副溶血性弧菌、金黄色葡萄球菌等微生物或寄生虫污染，因而食用受污染生食水产品易发生食物中毒或食源性疾病。因此，从食品安全角度考虑，对于生食水产首要的就是原料质量的控制，把好原料采购关，一定要从具有相关供应资质的渠道采购生食类食品原料并留存相关凭证，同时摒除一些地区不良饮食习惯（比如食用淡水鱼生，其风险就相对比较高）。

生长于深海的生食海产品应单独暂养，不得与浅海海产品共用一套海水循环过滤系统，更不能与淡水水产品混养，以防海产品在宰杀前被污染。

生食的加工必须在专间内进行，专用加工间应具备独立空调设施、空气消毒设施和加工刀具、砧板等工具消毒存放设施，加工操作人员应戴口罩、手套进行加工操作，原料及工具需用过滤后的水清洗，加工用冰应为食用冰（关于专间的要求可以参考《餐饮服务食品安全操作规范》等文件）。蔬菜、水果、生食的海产品等食品原料应清洗并处理干净后，才可以运送到专间里面。加工制作时，应避免海产品可食用部分受到污染。加工制作后，应将海产品放置在密闭容器内冷藏保存，或放置在食用冰中保存并用保鲜膜分隔。放置在食用冰中保存的，加工制作后至食用前的间隔时间不得超过1小时。

（四）糕点类食品制售

糕点类食品制售是指以粮、糖、油、蛋、乳等为主要原料，经焙烤等工艺现场加工而成的食品，含裱花蛋糕等。

制作面点的原料主要是大米、面粉、食用油、糖、蛋、肉类等，原料容易腐败变质，使用前应检查原料是否新鲜，是否霉变、长虫、酸败等，并对原料进行挑选，如发现感官异常则不能使用。发黄的米面不能加工使用，自然陈化的米面不能使用，否则面点不易加工成型，品质较差。

糕点类食品制作过程中往往会涉及添加剂的应用。其中应用比较频繁的添加剂有防腐剂、膨松剂、色素、甜味剂、蛋糕油、起酥油、奶油和人造奶油等。小作坊容易出现添加剂乱用的现象。添加剂的使用需严格依据《食品安全国家标准 食品添加剂使用标准》规定的相关添加剂的使用范围和用量使用。如果生产预包装类的糕点还要严格依据《食品安全国家标准 预包装食品标签通则》规范标签的使用。

此外，需要注意以下事项：糕点制作的过程会用到易沾染沙门菌、霉菌、金黄色葡萄球菌等的蛋类，应严防交叉污染；使用烘焙包装用纸时，应考虑颜色可能对产品的迁移，并控制有害物质的迁移量，不应使用有荧光增白剂的烘烤纸；部分用于裱花的色素不能用于蛋糕坯的制作，在蛋糕制作中不应混淆；裱花糕点（主要指含奶油的甜点，如裱花蛋糕、提拉米苏、慕斯蛋糕、芝士蛋糕等）的制作应设厨房专间、专人、专用工具制作含奶油甜点，蛋液、蛋糕坯等均应在专用冰箱中冷藏，裱浆和经清洗消毒的新鲜水果应当天加工、当天使用、当晚废弃；不直接食用的裱花糕点宜冷藏存放，最好2小时内食用。

（五）自制饮品制售

自制饮品主要包括现榨果蔬汁（指以新鲜水果、蔬菜为原料，经压榨、粉碎等方法现场加工制作的、供消费者直接饮用的果蔬汁饮品，不包括采用浓浆、浓缩汁、果蔬粉调配而成的饮料）、现磨谷物类饮品（指以谷类、豆类等谷物为原料，经粉碎、研磨、煮制等方法现场加工制作的供消费者直接饮用的谷物饮品）、冰激凌等。

自制饮品和水果拼盘必须在专用加工场所或专间加工，且应与海产生食加工场所分开，专用场所应醒目标识用途及区域范围。

现榨果蔬汁所使用的蔬菜水果需在专用的清洗消毒水池清洗，蔬菜、水果应新鲜，清洗消毒后再加工。工作人员操作前应清洗、消毒手部，操作时佩戴口罩。用于饮料现榨及水果拼盘制作的设备、工具、容器应专用。每餐次使用前应消毒，用后应洗净并在专用保洁设施内存放。

现榨饮料应存放于加盖的容器中，当餐食用；现榨杂粮饮品应烧熟煮透后方可供应。用于制作现榨饮料、食用冰等食品的水，应为通过符合相关规定的净水设备处理后或煮沸冷却后的饮用水。

自制饮品安全控制要特别考虑原料的质量和加工过程中可能发生的交叉污染。此外，自制饮品亦不能违规使用添加剂。

（六）半成品类食品制售

半成品类食品一般特指中央厨房通过热加工或者生制等方法制售的餐饮半成品。中央厨房食品冷却、分装等应在专间内进行，且有包装或使用密闭容器（材料符合国家食品安全标准有关规定）盛放。包装或容器上应标注中央厨房的名称、地址、许可证号、联系方式，以及食品名称、加工制作时间、保存条件、保存期限、加工制作要求等。配送过程，高危易腐食品应采用冷冻（藏）方式配送。

中央厨房应制定检验检测计划，定期对大宗食品原料、加工制作环境等自行或委托具有资质的第三方机构进行检验检测。

目前，国内“预制菜”方兴未艾，部分企业面临风味控制和贮藏的难题，要防止添加剂乱用的可能。添加剂的使用需符合我国相关要求。

（七）其他食品制售

在食品经营项目中，其他食品制售通常指区域性销售食品、民族特色食品、地方特色食品等。该类食品的制售除必须符合国家相关要求外，还需要特别注意相关地方法规的要求。

第二节　留样

一、留样的意义

餐饮食品留样既是国家规范的要求，又是餐饮企业在尽责前提下的自我保护证据。《中华人民共和国食品安全法》明确规定："消费者因不符合食品安全标准的食品受到损害的，可以向经营者要求赔偿损失，也可以向生产者要求赔偿损失。接到消费者赔偿要求的生产经营者，应当实行首负责任制，先行赔付，不得推诿；属于生产者责任的，经营者赔偿后有权向生产者追偿；属于经营者责任的，生产者赔偿后有权向经营者追偿。"餐饮服务单位在原料的质量控制方面往往能力有限，特别是农药兽药残留等的检测方面具有一定的先天不足。因此，一旦发生食品安全事故，在餐饮企业尽责的前提下，"留样"也可能成为向原料供应方追偿的证据之一。

二、留样的要求

按照《餐饮服务食品安全操作规范》要求进行以下操作。

（1）学校（含托幼机构）食堂、养老机构食堂、医疗机构食堂、中央厨房、集体用餐配送单位、建筑工地食堂（供餐人数超过100人）和餐饮服务提供者（集体聚餐人数超过100人或为重大活动供餐），每餐次的食品成品应留样。其他餐饮服务提供者宜根据供餐对象、供餐人数、食品品种、食品安全控制能力和有关规定，进行食品成品留样。

（2）应将留样食品按照品种分别盛放于清洗消毒后的专用密闭容器内，在专用冷藏设备中冷藏存放48小时以上。每个品种的留样量应能满足检验检测需要，且不少于125克。

（3）在盛放留样食品的容器上应标注留样食品名称、留样时间（月、日、时），或者标注与留样记录相对应的标识。

（4）应由专人管理留样食品、记录留样情况，记录内容包括留样食品名称、留样时间（月、日、时）、留样人员等。

第三节　食品留样、添加剂使用及粗加工签字表格设计

一、食品留样及添加剂使用表格示例

《餐饮服务食品安全操作规范》给出了食品留样的示例（表5-1）。

表 5-1　食品留样记录表格示例

序号	留样食品名称	留样时间（*月*日*时*分）	留样量	保存条件	留样保存至（*月*日*时*分）	订餐单位	送餐时间	留样人

食品添加剂使用记录示例如表5-2所示。

表 5-2　食品添加剂使用记录表格示例

序号	使用日期	食品添加剂名称	生产者	生产日期	使用量	功能（用途）	制作食品名称	制作食品量	使用人	备注

二、粗加工签字的出库单示例

出库记录表示例见表5-3。

表 5-3　出库记录表

序号	原料名称	规格	数量	单位	出库日期	领料人签字	部门	备注

第四节　实训及作业

一、实训

模拟进入专间前的准备工作。

二、作业

1. 专间和专用操作区加工的食品有何区别？

2. 糕点制作必须在专间吗？请加以说明。

3. 高危容易腐败的食品如何冷却和再加热，多次加热可能给食物带来什么后果？

第六章

供餐、用餐与配送

第一节　供餐与用餐服务

供餐过程的食品安全风险主要来自可能未按要求贮存的食物变质和供餐过程的交叉污染，也可能来自用餐人员的不良习惯。

一、供餐要求

按《餐饮服务食品安全操作规范》，供餐需要注意以下事项。

（1）分派菜肴、整理造型的工具使用前应清洗消毒。

（2）加工制作围边、盘花等的材料应符合食品安全要求，使用前应清洗消毒。

（3）在烹饪后至食用前需要较长时间（超过2小时）存放的高危易腐食品，应在高于60℃或低于8℃的条件下存放。在8～60℃条件下存放超过2小时，且未发生感官性状变化的，应按《餐饮服务食品安全操作规范》要求再加热后方可供餐。

（4）宜按照标签标注的温度等条件，供应预包装食品。食品的温度不得超过标签标注的温度+3℃。

（5）供餐过程中，应对食品采取有效防护措施，避免食品受到污染。使用传递设施（如升降笼、食梯、滑道等）的，应保持传递设施清洁。

（6）供餐过程中，应使用清洁的托盘等工具，避免从业人员的手部直接接触食品（预包装食品除外）。

二、用餐堂食服务

（一）堂食环境

1. 无尘

餐厅的各个设施和场地必须做到干净无灰尘、无痕、无污斑。窗框、工作台、桌椅做到无灰尘和污斑，地板无碎屑及污渍，墙面无污痕和破损等。

2. 标准化

前厅设施设备必须标准化，桌椅板凳必须要有规格有标准地进行摆放。工作人员仪容仪表标准化，标准的仪容仪表才能保证食品安全；卫生打扫标准化，每天卫生打扫要有固定的标准。

3. 设施设备

一个好的餐厅一定有配备完善的设施，要保障食品卫生安全，前厅必须设施设备完善化。例如：前厅必须配备消毒柜，安装灭蝇灯、挡鼠板、防虫帘，在通道及卫生间还要有免洗手液、消毒液等设施设备。

4. 空气

清新的环境很有利于保证食客们的食品安全，能够杜绝交叉污染或病毒感染，所以餐厅必须保障空气流通，室内绿植也采用味道清淡或无异味的为佳，餐厅香薰味道不宜过重，保障餐厅的清新环境。

5. 定期、定时维护

定期地进行厅面作业，食品卫生安全才能有保障。设施设备定期检查维修，餐厅定期定时地进行消毒，工作人员定期开展食品安全培训，定期检查工作人员健康证件这些都应成为定期化的重要且必需的内容。

（二）人员服务过程

（1）餐厅服务员养成良好的卫生习惯，不化浓妆，不当客人面做不雅动作，比如挖耳朵、打喷嚏、打哈欠等，勤洗手（遇到可能导致交叉污染的情况重新洗手）。

（2）分派菜肴、整理造型的工具使用前应清洗消毒。

（3）加工制作围边、盘花等的材料应符合食品安全要求，使用前应清洗消毒，建议使用可食用装饰。

（4）供餐过程中，应对食品采取有效防护措施，避免食品受到污染。使用传递设施（如升降笼、食梯、滑道等）的，应保持传递设施清洁。

（5）供餐过程中，应使用清洁的托盘等工具，避免从业人员的手部直接接触食品（预包装食品除外）。

（6）垫纸、垫布、餐具托、口布等与餐饮具直接接触的物品应一客一换。撤换下的物品，应及时清洗消毒（一次性用品除外）。

（7）消费者就餐时，就餐区应避免从事引起扬尘的活动（如扫地、施工等）。

（8）换纸巾、一次性餐具等物品时应该遵从食品安全规范，杜绝沾唾液等不良行为。

（9）建议提供公勺公筷。

第二节　网络销售与配送

从事网络餐饮服务需严格遵守《网络餐饮服务食品安全监督管理办法》《餐饮服务食品安全操作规范》《食品安全国家标准 餐饮服务通用卫生规范》和《餐饮服务食品安全监督检查操作指南》。

一、网络餐饮服务第三方平台提供者

（一）备案

网络餐饮服务第三方平台提供者在通信主管部门批准后30个工作日内，向所在地省级食品安全监管部门备案；平台设立从事网络餐饮服务分支机构的，应当在设立后30个工作日内，向所在地县级食品安全监管部门备案。

（二）平台管理制度、机构和人员

平台应当建立并执行入网餐饮服务提供者审查登记、违法行为制止及报告、严重违法停止平台服务、食品安全事故处置、消费者投诉举报处理等制度，并公开相关制度和投诉举报方式；平台应当妥善保存入网餐饮服务提供者的登记信息和交易信息；平台应当设置专门的食品安全管理机构，配备专职食品安全管理人员；平台应当每年对食品安全管理人员进行培训和考核，记录保存期限不得少于2年。

（三）平台对入网餐饮服务提供者的审查

平台应当对入网餐饮服务提供者的食品经营许可证进行审查，并登记其名称、地址、法定代表人或者负责人及联系方式等信息；平台应当与入网餐饮服务提供者签订入网协议，明确双方食品安全管理责任。

（四）平台信息公示

平台和入网餐饮服务提供者应当在餐饮服务经营活动主页面公示餐饮服务提供者

的名称、地址、食品经营许可证，公示信息应当真实。

（五）平台对入网餐饮服务提供者违法行为自查和处置

平台应当对入网餐饮服务提供者的经营行为进行抽查和监测；平台发现入网餐饮服务提供者存在违法行为的，应当及时制止并立即报告食品安全监管部门；发现无证、假证、套证、超范围经营等违法行为的，应当立即停止平台相关服务。

（六）数据保存和交易信息记录

平台和自建网站餐饮服务提供者应当如实记录网络订餐的订单信息，包括食品的名称、下单时间、送餐人员、送达时间以及收货地址，信息保存时间不得少于6个月。

（七）送餐人员培训和管理

餐饮服务提供者、网络餐饮服务第三方平台提供者应当加强对送餐人员的食品安全培训和管理，记录保存期限不得少于2年。

二、自建网站餐饮服务提供者

（1）备案。自建网站餐饮服务提供者应当在通信主管部门备案后30个工作日内，向所在地县级食品安全监管部门备案。

（2）平台信息公示。入网餐饮服务提供者应在网上公示菜品名称和主要原料名称，公示信息应当真实。

（3）数据保存和交易信息记录。自建网站餐饮服务提供者应当如实记录网络订餐的订单信息，包括食品的名称、下单时间、送餐人员、送达时间以及收货地址，信息保存时间不得少于6个月。

（4）不得将订单委托给其他食品经营者加工制作。

（5）送餐人员培训和管理。餐饮服务提供者、网络餐饮服务第三方平台提供者应当加强对送餐人员的食品安全培训和管理。培训记录保存期限不得少于2年。

三、配送与外卖

（一）配送一般要求

（1）不得将食品与有毒有害物品混装配送。

（2）应使用专用的密闭容器和车辆配送食品，容器的内部结构应便于清洁。

（3）配送前，应清洁运输车辆的车厢和配送容器，盛放成品的容器还应经过消毒。

（4）配送过程中，食品与非食品、不同存在形式的食品应使用容器或独立包装等分隔，盛放容器和包装应严密，防止食品受到污染。

（5）食品的温度和配送时间应符合食品安全要求。

（二）中央厨房的食品配送

（1）食品应有包装或使用密闭容器盛放。容器材料应符合食品安全国家标准或有关规定。

（2）包装或容器上应标注中央厨房的名称、地址、许可证号、联系方式，以及食品名称、加工制作时间、保存条件、保存期限、加工制作要求等。

（3）高危易腐食品应采用冷冻（藏）方式配送。

（三）集体用餐配送单位的食品配送

（1）食品应使用密闭容器盛放。容器材料应符合食品安全国家标准或有关规定。

（2）容器上应标注食用时限和食用方法。

（3）从烧熟至食用的间隔时间（食用时限）应符合以下要求：烧熟后2小时，食品的中心温度保持在60℃以上（热藏）的，其食用时限为烧熟后4小时；烧熟后按照《餐饮服务食品安全操作规范》高危易腐食品冷却要求，将食品的中心温度降至8℃并冷藏保存的，其食用时限为烧熟后24小时。供餐前应按《餐饮服务食品安全操作规范》要求对食品进行再加热。

（四）餐饮外卖

（1）送餐人员应保持个人卫生。外卖箱（包）应保持清洁，并定期消毒。

（2）使用符合食品安全规定的容器、包装材料盛放食品，避免食品受到污染。

（3）配送高危易腐食品应冷藏配送，并与热食类食品分开存放。

（4）从烧熟至食用的间隔时间（食用时限）应符合以下要求：烧熟后2小时，食品的中心温度保持在60℃以上（热藏）的，其食用时限为烧熟后4小时。

（5）宜在食品盛放容器或者包装上，标注食品加工制作时间和食用时限，并提醒消费者收到后尽快食用。

（6）宜对食品盛放容器或者包装进行封签。

（7）使用一次性容器、餐饮具的，应选用符合食品安全要求的材料制成的容器、餐饮具，宜采用可降解材料制成的容器、餐饮具。

第三节　卫生间清洁记录表格设计

供餐、用餐和配送是一个连续过程，涉及多部门的衔接。采用科学合理的管理方法才能让这些环节通畅而简便。表格管理可以提高工作效率、工作准确度，有节约成本、降低出错率等好处。设计相关表格应该了解整个制售流程。以下为《餐饮服务食品安全操作规范》卫生间清洁记录表格示例（表6–1）。

表 6–1　卫生间清洁记录表格示例

日期	时间	台面	洗手池	洗手液	擦手纸或干手器	镜面	地面	便池	卫生纸	纸篓	门	窗	记录人	备注

第四节　实训及作业

一、实训

制定一份餐饮前厅清洁巡查记录表格，并讨论其合理性和全面性。

二、作业

1. 试述供餐与用餐之间的关系？
2. 试述餐饮配送应该注意的问题？

第七章

检验与检测

第一节　检验与检测概述

《餐饮服务食品安全操作规范》要求中央厨房和集体用餐配送单位制定检验检测计划，定期对大宗食品原料、加工制作环境等自行或委托具有资质的第三方机构进行检验检测。其他的特定餐饮服务提供者宜定期开展食品检验检测。鼓励其他餐饮服务提供者定期进行食品检验检测。餐饮企业可根据自身的食品安全风险分析结果，确定检验检测项目，如农药残留、兽药残留、致病性微生物、餐用具清洗消毒效果等。

一、检验与检测的基本概念

（一）检验

检验是科学名词，指用工具、仪器或其他分析方法检查各种原材料、半成品、成品是否符合特定的技术标准、规格的工作过程。

检验强调“符合性”，不仅提供结果，还要将结果与相关规定要求进行比较，做出合格与否的判定。

（二）检测

检测是通过观察、测量或试验来获得定性或定量数据的技术性活动。检测不涉及技术所得数据与相关要求之间的对比，也不涉及所得技术指标是否与要求相符的判断。

二、按检验方法分类

（一）感官检验

食品感官检验是根据人的感觉器官对食品的各种质量与安全特征的“感觉”，如味觉、嗅觉、听觉、视觉等，用语言、文字、符号或数据进行记录，再运用统计学的方法进行统计分析，从而得出结论的检验方法。

（二）理化检验

食品理化检验，是指借助物理、化学的方法，使用测量工具或仪器设备对食品所进行的检测和验证的过程。

（三）微生物检验

食品微生物检验是运用微生物学的理论与方法，检验食品中微生物的种类、数量、性质及其对人的健康的影响，以判别食品是否符合相关要求的检验方法。

第二节　食品安全检验与检测

一、食品安全感官检验

（一）食品感官检验的概念

食品应当无毒、无害、符合应当有的营养要求，具有应有的色、香、味等感官性状。《中华人民共和国食品安全法》也明确禁止生产经营腐败变质、油脂酸败、霉变生虫、污秽不洁、混有异物、掺杂掺假或者感官性状异常的食品、食品添加剂、食品相关产品。这里所说的“感官性状异常”是指食品失去了正常应有的感官性状。

食品感官检验是根据人的感觉器官对食品各种质量特征的“感觉”，如味觉、嗅觉、视觉、听觉等，并用语言、文字、符号或数据进行记录，再运用概率统计原理进行统计分析，从而对食品的色、香、味、形、质地、口感等各项指标做出评价的方法。感官指标的变化往往能反映出食品质量的变化，在实际应用中往往和理化和微生物分析相互补充。感官检验在食品原材料特别是食用农产品的进货检验、食品及其原料的贮藏、保鲜、半成品和成品质量安全控制等方面具有十分重要的意义。很多食品标准都规定了相应食品的感官指标。感官检验在餐饮食品安全控制和检验中占有重要地位，特别是在原料的控制方面发挥着重要作用。

（二）食品感官检验的种类

按检验时所利用的感觉器官，感官检验可分为视觉检验、嗅觉检验、味觉检验和触觉检验等。

1．视觉检验

通过被检物作用于视觉器官所引起的反应对食品进行评价的方法称为视觉检验。视觉检验在感官检验中占有重要的位置，几乎所有产品的感官检验都离不开视觉检验。如观察肉制品色泽是否正常，观察马铃薯的大小等。

视觉检验需要注意光线对视觉的影响，最好在自然、充足的日光下进行。因为灯光，特别是带色彩的灯光会给食品视觉判断造成假象，形成检验偏差。

2．嗅觉检验

通过被检物作用于嗅觉器官而引起的反应评价食品的方法称为嗅觉检验。人的嗅觉非常灵敏，有时可以分辨一般方法和仪器不能发现的轻微变化。如蛋白质的最初分解和油脂的早期酸败，其理化指标变化不大，但敏感的嗅觉可以察觉到异味。

气味受温度的影响非常大，适当加热可以使气味更浓。因此，可把样品稍加热，或取少许样品于洁净的手掌上摩擦、哈热气，再进行嗅觉检验。

嗅觉器官长时间受气味刺激会疲劳而降低灵敏度，因此，进行嗅觉检验时应由轻气味到浓气味的顺序进行，检验一段时间后，应休息一会。

3．味觉检验

通过被检物作用于味觉器官所引起的反应评价食品的方法称为味觉检验。基本味觉有酸、甜、苦、咸四种，基本味觉的产生依赖味蕾。涩味、辣味等刺激口腔内的神经末梢。味蕾的灵敏度受温度、生活习惯等因素影响，味觉检验的最佳温度为20～40℃。味觉检测前不要吸烟或吃刺激性食物，以免降低味觉灵敏度。检验时取少量被检食品放入口中，细心品尝，然后吐出，不要咽下，用温水漱口。

嗅觉和味觉都易出现“疲劳”的现象。进行相关的检测时，若连续检验几种样品，应由味淡到味浓顺序进行，并适当休息，每品尝一种样品后用温水漱口，以减少相互影响。

4．触觉检验

触觉检验主要是借助手、皮肤等器官的触觉神经来检验食品的弹性、韧性、紧密程度等。如根据肉类弹性判断其品质和新鲜程度等。此外，在品尝食品时，除了味觉外，还有脆性、黏性、弹性、硬度、冷热、油腻性和接触压力等触觉。进行感官检验时，通常先进行视觉检验，再进行嗅觉检验，然后进行味觉和触觉检验。

二、食品安全快速检测

（一）快速检测的概念

餐饮服务供应的食品具有即时加工、即时消费的特点，加工手段多样，标准化程度相对比较低，无法做到检验合格后食用。食品监督抽检所采用的实验室传统检测方法，通常结果准确、可靠，但也存在一些不足之处，如检测周期较长，检测费用较高，不适合对廉价的、检验项目较多的蔬菜、水果等的检测要求，而且检测专业性强、操作过程烦琐、企业难以掌握并通过检测履行食品安全把关责任。快速检测具有检测耗时短、非检验专业人员容易掌握操作等优点，非常适合餐饮服务单位使用。

快速检测目前没有经典的定义，而是一个约定俗成的概念，也没有明确的起源。食品安全快速检测是指与传统的实验室检测方法相比，能够在较短时间内出具结果、获得食品质量与安全状况初步判定的筛检方法。快速检测的时间目前没有统一规定，但基本上有一种共识，即：理化检验在实验室中能够在两小时以内出具检测结果，或者如果检测方法能够应用于现场，在30分钟内出具检测结果，即可视为快速检测方法，如果现场能够在10几分钟甚至几分钟内得到检测结果，可视其为比较理想的现场快速检测方法；微生物检测中，如果与传统检测方法相比，能够大幅度缩短检测时间（多指能够缩短1/2或1/3以上的检测时间）而发现阳性结果或超标样品，且能用传统方法复检（特殊样品除外）得到基本相同结果的方法，可视为微生物快速检测方法。

快速检测通常在样品制备、实验准备、操作过程、结果判读等方面具有简化或自动化的特点，非检验专业人员也容易掌握和操作。例如，餐饮服务单位管理人员在食品原料进货、烹调加工、经营服务等环节，可以凭借试纸条（卡）、简单试剂或便携式仪器等，仅需通过简单操作，立即或在较短时间内（一般在30分钟之内），就能对食品原料是否受到化学性和生物性的污染、烹调制作过程是否符合规范、加工服务环节是否清洁卫生、加工后食品是否安全等做出初步判断。

（二）开展快速检测的优点与必要性

1．传统实验室资源有限、满足不了大量样品的检测

餐饮食品原料的来源主要为食用农产品和部分加工食品。当前，我国食用农产品和加工食品总体上规模化、集约化、自动化程度不高，一家一户的小农经济和小作坊仍是我国农产品种植养殖和生产加工的主要方式，而实验室建设成本较大、设置数量有限，难以对来源不一、品种众多、数量巨大的食用农产品和食品进行逐一检测和把关。

2．传统实验室检测环节多、周期长、费用高

样品送到传统实验室进行检测环节较多，周期较长。许多食品如果采用送实验室检测方式，在拿到样品检测报告前就可能已过食用期或已经被顾客食用，这种情况在餐饮企业中表现更明显，难以实现及时把关。另外，一些廉价的食物，如餐饮企业购买的蔬菜和水果中的农药残留检测，用成高昂的检测费用来全面保障食用安全也不现实。

3．传统的感官检验方法难以发现食品安全隐患

食品安全管理人员单凭眼看、手摸、鼻闻、嘴尝的方法有时难以发现潜在的食品安全隐患，难以客观地现场确认风险存在，难以及时发现不合格产品或环节，已不适应现代食品安全管理的要求，需要采用专业化和科学化手段进行食品安全判定。

4．部分易降解、不稳定的指标需要现场快速检测

在食品安全管理工作中，部分种类的样本因具有指标瞬时性强、易降解或不稳定、事后难以再现等特点，无法采集后送实验室进行检测，必须在现场完成检测，如水发产品中非法添加的甲醛、双氧水，含氯消毒液有效氯浓度等。

5．发现食物中毒可疑物质的重要方式

餐饮安全管理人员在配合监督人员开展突发事件应急处理，尤其是食物中毒事件的调查处理中，能够在第一时间开展快速检测，就能尽快搜寻出可疑的致病因子，有利于控制事态和抢救病人，避免事态的进一步蔓延。

6．食品质量与安全过程管理和实时监控的需求

餐饮服务单位在控制食品的质量和安全过程中，需要选择合理的关键控制点，设置快速测量指标进行过程实时监控并及时进行纠偏，可以充分体现食品安全管理的时效性和经济性。

总之，食品安全快速检测是提高餐饮质量与安全管理专业水平和工作效率的重要手段。

（三）餐饮食品质量与安全快速检测的分类

食品安全快速检测一般分为实验室快速检测和现场快速检测。实验室快速检测着重于更新仪器设备、采用先进方法、改变样品预处理方式等，以实现多组分、大通量、高效率的可疑样品筛检目的。

就食品安全现场快速检测而言，各国依其国情所研发的检测技术，其检测重点有所不同，我国有不少研发单位都在开发快速检测方法与设备，其中有不少方法与产品成功应用到现场快速检测，快速检测技术除了部分应用在实验室，已经开始向现场倾斜，一些现代的快速检测技术陆续出现并实用化，传感器技术、可视化技术、酶联免疫检测技术、小型化光谱及色谱技术均是现代快速检测技术的研发重点。实验室快速检测的周期需要视样本和项目种类而定，但检测时间要明显短于传统的实验室检测方法；现场快速检测侧重于将标准检测方法进行合理的删繁就简，尽量利用各种手段，甚至在损失一定准确性的前提下，实现样品现场检测的快速和便捷。

食品质量与安全快速检测也还可以分为定性快速检测、半定量快速检测和定量快速检测。定性快速检测的结果可以直接用于样品是否合格的判定，常用于非食用物如罂粟成分、瘦肉精等的筛检，通常可以在现场完成检测。定量和半定量快速检测常用于国家标准中允许使用或天然存在但有明确限量要求的项目，如食品添加剂、重金属等。

食品安全快速检测根据使用的介质也可以分为试纸法、试管显色法、滴瓶法、便携式仪器法、聚合酶链式反应等。

（四）餐饮企业常见快速检测方法举例

1．食物接触面洁净度检测

直接入口食品的接触面卫生状况和食品的安全卫生关系密切，如清洗、消毒、保洁不当，就有可能成为微生物交叉污染的主要因素而危害人体健康。ATP（三磷酸腺苷）是所有生物进行能量代谢所必备的物质。ADP（二磷酸腺苷）和AMP（一磷酸腺苷）是由ATP经过加热、发酵或酶促反应等变化而来的物质。因此，它们的含量能够反映食物接触面的洁净度。

来源于动物、植物和微生物的食物残渣中的ATP（测定过程中可以通过特定酶使ADP和AMP转化成ATP）可以和荧光试剂在一定的条件下发生反应并产生荧光，发光强度可以通过ATP荧光检测仪测量，结果以相对光单位（RLU）表示。发光强度值越大，表明食物残渣越多，或加工环节表面和餐饮具洁净度越差。相关操作比较简单，几乎也无需特定训练，根据相关产品说明书即可进行操作。

2．紫外线照度检测

紫外灯能产生紫外线，可以用于室内空气、物体表面等的消毒，在餐饮企业被广泛使用。紫外灯产生的紫外线辐照强度和辐照时间直接决定了使用紫外灯进行消毒的效果。紫外线照度计能对紫外灯的辐照强度进行测量，以评价其强度是否达到杀菌性能要求。

紫外线照度计内部装有光纤传感器等元件，能将紫外线强度转化为数字信号，根据紫外照度计显示的数字，判断被测的紫外线灯辐照强度是否达到杀菌效果。使用紫外线照度计测量辐照强度时，需要注意光源的稳定性、测定距离，还要注意进行测量时需要进行必要的防护。

3．消毒液有效氯浓度、油脂酸价和过氧化值的测定

餐饮服务行业首选的消毒方法是热力消毒，如煮沸或蒸气消毒。但部分餐饮用具以及工作台面、水果、蔬菜等也可能会选择化学药物消毒。含氯消毒剂（如漂白粉、漂粉精、次氯酸钠、氯化磷酸盐、二氯或三氯异氰尿酸钠等）因价格便宜，消毒效果好，是最常用的化学消毒剂之一，但其缺点是有效氯容易降解和变化，浓度难于掌握。因此，为确保消毒效果，有必要进行有效氯浓度的快速检测。有效氯测试纸条可以快速地测定有效氯的浓度。

评价食用油品质最常用的指标是酸价和过氧化值。其中，酸价是食用油中游离脂肪酸含量的标志，表明食用油中脂肪水解和酸败程度。酸价越小，说明油新鲜度和精炼程度越好。过氧化值是油脂被氧化程度的一种指标，过氧化值升高是油脂酸败的重要指标。加工污染、长期贮藏、保存不当、反复加热等都会导致油脂酸价和过氧化值升高。酸价和过氧化值也可以使用试纸进行测定。

4．有机磷和氨基甲酸酯类农药检测

目前，我国使用的农药中有70%以上都是有机磷和氨基甲酸酯类农药。开展有机磷和氨基甲酸酯类农药的快速检测，有利于及时发现和控制农药残留超标食品进入消费环节，降低农药中毒发生率。

胆碱酯酶可催化红色的靛酚乙酸酯水解为蓝色的靛酚与乙酸，有机磷或氨基甲酸脂类农药对胆碱酯酶有抑制作用，抑制上述催化、水解、变色过程的发生。由此，开发出了相关的测试卡，用以判断样品中是否含有有机磷或氨基甲酸酯类农药。

5．重金属检测

重金属广泛存在于自然界和人们的生产生活中。由于绝大多数重金属对人体具有一定的毒性，我国食品安全国家标准对食品中重金属含量都有严格的限定。食品中重金属的污染主要来源于工业“三废”等通过食物链而形成。采用经典的“雷因须氏法”（即铜片法）进行检验。即在酸性条件下，金属铜与其他重金属发生氧化还原反应，不同的重金属使金属铜表面产生不同的颜色。本方法适用于牛乳、饮料、菜肴等食品中重金属的快速检测。

6．大肠菌群的快速测定

大肠菌群指一群能发酵乳糖、产酸产气、需氧或兼性厌氧的革兰氏阴性无芽孢杆菌。因该菌主要来源于人畜粪便，故可以作为粪便污染指示菌来评价餐饮服务烹调加工和餐饮具表面的卫生状况，进而推断相应食品是否有被致病菌污染的可能。

大肠菌群快速检测常使用载片法。大肠菌群检测载片可以是一块覆有特定琼脂培养基的塑料载片，该培养基上另含有吐温和卵磷脂以中和残留的消毒剂对微生物生长的影响。采样后，属于大肠菌群的细菌在载片培养基上将会快速生长并形成明亮的特征性淡红色菌落，通过这样的方法可以判断样品表面大肠菌群的含量。根据载片覆有培养基的不同，载片法还可以用于菌落总数、霉菌、酵母菌等的快速检测。

第三节　实训及作业

一、实训

选取一种肉类、一种蔬菜和一种菜品成品制定它们的感官检验标准，以表格形式呈现，并集体讨论表格的合理性。

二、作业

1. 比较检验和检测的异同。
2. 查阅《中华人民共和国食品安全法》，描述出具一份合格的食品检验报告有哪些要求？

第八章

清洗与消毒

第一节　清洗与消毒概述

一、清洗与消毒的概念

（一）清洗

清洗是指用物理方法清除物体表面可见污垢、尘埃的过程。清洗的目的主要是去除和减少污垢、微生物等。

（二）消毒

消毒是指用物理或化学方法消除或杀灭有害细菌、病毒等有害微生物的操作过程（但不一定能杀死芽孢）。餐饮食品消毒的主要目的是将食品中存在的有害微生物数量减少到不致病的程度。

（三）清洗与消毒的区别

是否清洗能观察识别，但是否消毒用肉眼不一定能识别出来。

二、厨房内常见的污垢类型

在清洗过程中从清洗材质表面去除的杂质统称为污垢，在不同情况下污垢的种类存在很大差别。

（一）按化学组成成分分类

1．无机污垢

如水垢、锈垢、泥垢。从化学成分上看，它们多属于金属或非金属的氧化物及水化物或无机盐类。

餐饮厨房常见的水垢俗称“水锈、水碱”，是指硬水煮沸后所含矿质附着在容器（如锅、壶等）内逐渐形成的白色块状或粉末状的物质，主要成分有碳酸钙、氢氧化镁、碳酸镁、硫酸钙、硫酸镁、氯化钙、氯化镁等。水垢的导热能力很差，如果锅炉内形成的水垢过厚会导致锅炉效率降低，重则会引起锅炉爆管，造成锅炉事故。

2. 有机污垢

食物残渣中的淀粉、糖、乳渍、肉汁、动植物油迹等，从成分上看它们分别属于碳水化合物、脂肪、蛋白质、有机高分子化合物或其他类型的有机化合物。

餐饮厨房常见油污的主要成分是食用油，这些油脂在高温下能发生氧化聚集反应，可和其他油污夹杂在一起，受到高温后蒸发，形成像油漆一样的黏性油垢。油垢越来越黏，甚至变干硬结，使清洗越发困难。

不同化学成分的污垢需使用不同方法去除，一般情况下，无机污垢常采用酸碱等化学试剂去除，而有机污垢则经常利用氧化分解或乳化分散的方法从物体表面去除。

（二）按亲水性分类

1. 亲水性污垢

如可溶于水的食盐等无机物和蔗糖等有机物。

2. 亲油性污垢

如油脂、矿物油、树脂等有机物。

亲水性强的污垢通常用水做溶剂加以去除，亲油性污垢则利用有机溶剂溶解，或用表面活性剂溶液乳化分散加以去除。

此外还可以根据污垢的物理状态，按污垢在被清洗表面的作用力与来源等进行划分。

三、清洗与消毒中常见问题

（一）清洗不彻底

餐饮用具没洗干净就放在消毒柜里，从消毒柜里拿出来时，仍旧有污渍残留、食物残渣，或将未刮干净残渣的餐饮具放进洗碗机，洗好后仍有黏性强的食物。

此外还有未按要求使用洗碗机的情况，洗碗机通常有两道温度，一般第一道设定在65℃，第二道设定在85℃，要严格按照所购买的洗碗机说明书来设定。温度不达标，会使清洗效力打折扣。

再有就是洗碗机故障未及时发现的情况。比如洗碗机洗涤剂或者催干剂输送泵故障，无法按照比例输送液体至洗碗机，导致清洗不干净。

（二）消毒不到位

1．消毒柜未按要求使用

常见的错误使用形式是消毒柜变成储藏室，烘干设备或者内部不恰当堆积导致未达到消毒要求，甚至直接闲置消毒设备设施。

2．化学消毒未按要求进行

一是配制的消毒液浓度不够，没有按照含氯消毒剂产品说明书标明的要求配制消毒液，导致消毒液中的有效氯浓度不够。二是消毒时间太短，化学消毒浸泡的时间太短，会导致消毒效果达不到要求。

3．消毒剂不合格或设备故障

使用不符合要求的洗涤剂和消毒剂，一般来说就是采购的是“三无”产品，产品质量没有保证。

此外，消毒柜加热温度不够或计时器故障等都有可能导致消毒不到位。

（三）消毒后二次污染

常见的消毒后二次污染情况有以下几种。

（1）洗碗消毒一体机出口处的幕帘未定期清洁，会直接污染消毒后传送出来的餐饮具，造成餐饮具二次污染。

（2）使用化学消毒的餐饮具在消毒后要用自来水将残留的消毒液冲洗干净，部分餐饮单位用抹布擦干餐饮具上的水珠，由于忽略对抹布的消毒造成餐饮具污染。

（3）部分餐饮单位要求餐厅工作人员在将餐饮具摆上餐桌前用布再擦一遍，布和服务员手部不卫生也可能造成餐饮具的二次污染。

（4）未及时将已消毒的餐饮具放入密闭的保洁柜内或保洁柜内部不洁净。

四、清洗与消毒制度和方案

为使餐饮场所达到符合食品安全要求的清洁水平，应制定清洗、消毒制度或方案，确保定期、规范地清洗、消毒食品加工场所、设备和用具。制定清洗消毒制度后可以制定更加具体的清洗消毒方案，清洗消毒制度更注重管理层面，清洗消毒方案更侧重操作层面，二者也可以在某部门合并。

（一）餐饮清洗消毒管理制度的制定

清洗、消毒制度应包括以下几方面内容。

（1）明确需要清洗、消毒的场所、设备和用具。

（2）明确清洗、消毒的时间及次数。

（3）明确清洗、消毒的程序。

（4）明确清洗、消毒时需要使用的物品及方法。

（5）明确负责清洁和消毒的责任人。

（6）记录办法，及时验证消毒效果，发现问题及时纠正。

（二）消毒方案的拟订和实施

实施方案是指对某项工作，从目标要求、工作内容、方式方法及工作步骤等做出全面、具体而又明确安排的计划类文书。

1. 制定消毒方案注意事项

（1）区分清洗和消毒的概念　清洗和消毒是不一样的，清洗意味着去除可见的污物，消毒则是清除有害细菌、病毒。餐饮从业人员操作的任何场所、食品接触面（指容器、包装等与食品接触的表面）都必须清洗，接触直接入口食品的工具、餐具必须消毒。

（2）必须进行清洁的场景　一般在场所、食品接触面每次使用后，以及在开始另一项工作前；场所、食品接触面受到污染以后；食品操作台面及工具在食品加工操作过程中，每隔3～4小时进行一次清洗。

（2）餐饮业消毒方法　首选热力消毒，如果只能采用化学消毒，应注意正确配制消毒液，包括消毒液浓度的验证。

2. 消毒实施方案构成

消毒的实施方案通常由标题、正文、落款三个部分内容构成。

（1）标题　制作实施方案通常有三种方法：第一种是二要素法，即“实施的内容+文种”，如“餐饮部消毒实施方案”；第二种是三要素法，即“制文机关+实施的内容+文种”，如“××酒店餐饮器具消毒实施方案”；第三种是四要素法，即“制文时间+制文机关+实施的内容+文种”，如“2022年××县关于消毒餐饮器具专项整治工作实施方案”。

（2）正文　实施方案的正文一般分前言、主体、结尾三部分。前言要写明制发实施方案的目的和依据，要求写得简明扼要。一般先写制发的目的，常用“为”“为了”开头；然后说明制发的依据，常用习惯语“根据……，结合本（我）单位的实际，制定本实施方案”结束。以简明扼要的一段话把制定实施方案的目的和根据非常清楚、明确地表达出来。

主体部分是实施方案的主要内容，一般包括几部分的内容：①简要阐述餐饮行业消毒的重要性和必要性；②阐明实施消毒工作的指导思想、目标要求及指导原则；③实施消毒工作的安排、步骤、方式方法等；④关于对工作的组织领导及资金保证等。这部分的内容要求具体明确，具有很强的可操作性，如实施消毒工作分为哪几个步骤、每个步骤安排在什么时间、时间安排多长以及每个步骤由哪些部门、哪些人员负责落实等都要做好具体明确的安排和分工。结尾部分通常是对贯彻实施方案提出明确的要求，要求认真贯彻执行，要写得简明扼要。

（3）落款　在正文右下角写上发文机关的名称和发文日期。

（三）清洗消毒制度示例

×××酒店餐饮部餐饮用具清洗与消毒制度

1. 餐饮用具使用前必须清洗消毒，符合国家卫生标准，未经消毒的餐饮用具不得使用；对每餐未使用的餐具，必须收回洗碗间用清水冲洗，进行消毒后，方可再用；不重复使用一次性餐具；当天收回餐具，当天清洗消毒，不隔天隔夜。

2. 餐饮用具洗涤、消毒水池，不得与清洗蔬菜、肉类等其他水池混用。

3. 餐饮用具清洗消毒按“一洗、二清、三消毒、四冲洗”的顺序操作。

4. 清洗时，在水池里放入洗涤剂，注入热水，将洗洁剂搅拌均匀，水温控制在40℃；将餐饮用具内的杂物刮掉，放入水池浸泡5～10分钟后进行清洗。

洗净后，凡能用蒸汽消毒的餐具、用具、器皿等，均应放入蒸车内进行消毒，蒸汽温度大于等于95℃，蒸煮时间为15～30分钟；凡不能用于蒸煮的塑料餐具、用具、器皿等，须用药物浸泡进行消毒，浸泡时间为15～30分钟。

5. 消毒后餐饮用具必须储存在专用保洁柜内备用；已消毒和未消毒的餐饮用具应分开存放并有明显标识。

6. 餐饮用具保洁柜应密闭、定期清洗、保持洁净、不得存放私人物品。

7. 洗消完毕将洗碗消毒池及其他清洗消毒设备冲洗干净。洗碗间及消毒间必须保持整洁、卫生、明亮，不得存放有毒物品、有毒气体、污物、易爆物品等。

8. 下班时，专职管理人员应锁好餐具间及洗碗间的门窗。

×××酒店餐饮部（盖章）

2022年11月20日

第二节　清洗、消毒与保洁要求

《餐饮服务食品安全操作规范》对餐具的清洗、消毒和保洁做了具体的规定，并以附件的形式对清洗、消毒和保洁方法进行了推荐。

一、规范的要求

（一）餐用具清洗消毒要求

（1）餐用具使用后应及时洗净，餐饮具、盛放或接触直接入口食品的容器和工具使用前应消毒。

（2）清洗消毒方法参照“推荐的餐用具清洗消毒方法”，宜采用蒸汽等物理方法消毒，因材料、大小等原因无法采用的除外。

（3）餐用具消毒设备（如自动消毒碗柜等）应连接电源，正常运转。定期检查餐用具消毒设备或设施的运行状态。采用化学消毒的，消毒液应现用现配，并定时测量消毒液的消毒浓度。

（4）从业人员佩戴手套清洗消毒餐用具的，接触消毒后的餐用具前应更换手套。手套宜用颜色区分。

（5）消毒后的餐饮具、盛放或接触直接入口食品的容器和工具，应符合《食品安全国家标准 消毒餐（饮）具》的规定。

（6）宜沥干、烘干清洗消毒后的餐用具。使用抹布擦干的，抹布应专用，并经清洗消毒后方可使用。

（7）不得重复使用一次性餐饮具。

（二）餐用具保洁要求

（1）消毒后的餐饮具、盛放或接触直接入口食品的容器和工具，应定位存放在专用的密闭保洁设施内，保持清洁。

（2）保洁设施应正常运转，有明显的区分标识。

（3）定期清洁保洁设施，防止清洗消毒后的餐用具受到污染。

（三）洗涤剂消毒剂要求

（1）使用的洗涤剂、消毒剂应分别符合《食品安全国家标准 洗涤剂》和《食品安全国家标准 消毒剂》等食品安全国家标准和有关规定。

（2）严格按照洗涤剂、消毒剂的使用说明进行操作。

二、推荐的清洗方法

（一）采用手工方法清洗

（1）刮掉餐用具表面的食物残渣。

（2）用含洗涤剂的溶液洗净餐用具表面。

（3）用自来水冲去餐用具表面残留的洗涤剂。

（二）采用洗碗机清洗

按设备使用说明操作。

三、推荐的消毒方法

（一）物理消毒

（1）采用蒸汽、煮沸消毒的，温度一般控制在100℃，并保持10分钟以上。

（2）采用红外线消毒的，温度一般控制在120℃以上，并保持10分钟以上。

（3）采用洗碗机消毒的，消毒温度、时间等应确保消毒效果满足国家相关食品安全标准要求。

（二）化学消毒

1．常用消毒剂

餐饮消毒用消毒剂一般为含氯的消毒剂，一般按购进的消毒液说明书使用即可。

（1）漂白粉　主要成分为次氯酸钠，此外还含有氢氧化钙、氧化钙、氯化钙等。配制水溶液时，应先加少量水，调成糊状，再边加水边搅拌成乳液，静置沉淀，取澄清液使用。漂白粉可用于环境、操作台、设备、餐饮具等的涂擦和浸泡消毒。

（2）次氯酸钙（漂粉精）、二氯异氰尿酸钠（优氯净）、三氯异氰尿酸　使用时，应将其充分溶解在水中。普通片剂应碾碎后，加入水中，充分搅拌溶解。泡腾片可直接加入水中溶解。使用范围同漂白粉。

（3）次氯酸钠　使用时，应将其在水中充分混匀。使用范围同漂白粉。

（4）二氧化氯　因配制的水溶液不稳定，应在使用前加入活化剂，且现配现用。使用范围同漂白粉。因氧化作用极强，使用时应避免其接触油脂，防止加速油脂氧化。

（5）乙醇　浓度为75%的乙醇可用于操作台、设备、工具、手部等涂擦消毒。

（6）乙醇类免洗速干手消毒剂　取适量的乙醇类速干手消毒剂于掌心，按照标准洗手方法，充分搓擦双手20～30秒。

2．使用方法

使用含氯消毒剂（不包括二氧化氯消毒剂）的消毒方法：①严格按照含氯消毒剂产品说明书标明的要求配制消毒液，消毒液中的有效氯浓度宜在250毫克/升以上；②将餐用具全部浸入配制好的消毒液中5分钟以上；③用自来水冲去餐用具表面残留的消毒液。

使用二氧化氯消毒剂的消毒方法：①严格按照产品说明书标明的要求配制消毒液，消毒液中的有效氯浓度宜在100～150毫克/升；②将餐用具全部浸入配制好的消毒液中10～20分钟；③用自来水冲去餐用具表面残留的消毒液。

3．化学消毒注意事项

（1）使用的消毒剂应处于保质期，并符合消毒产品相关标准，按照规定的温度等条件贮存。

（2）严格按照规定浓度进行配制。

（3）固体消毒剂应充分溶解使用。

（4）餐饮具和盛放直接入口食品的容器在消毒前，应先清洗干净，避免油垢影响消毒效果。

（5）餐饮具和盛放直接入口食品的容器消毒时应完全浸没于消毒液中，保持5分钟以上，或者按消毒剂产品使用说明操作。

（6）使用时，定时测量消毒液中有效消毒成分的浓度。有效消毒成分浓度低于要求时，应立即更换消毒液或适量补加消毒剂。

（7）定时更换配制好的消毒液，一般每4小时更换一次。

（8）消毒后，餐饮具和盛放直接入口食品的容器表面的消毒液应冲洗干净，并沥干或烘干。

四、保洁方法

（1）餐用具清洗或消毒后宜沥干、烘干。使用抹布擦干的，抹布应专用，并经清洗消毒方可使用，防止餐用具受到污染。

（2）及时将消毒后的餐用具放入专用的密闭保洁设施内。

第三节 消毒记录表格设计

一、相关表格设计注意事项

餐饮用具的清洗消毒可以采用表格的形式加以记录，需要注意的是物理消毒关键是消毒的温度和时间，而化学消毒的关键是消毒液浓度和浸泡时间等，在设计表格时需要注意将这两项包含在内。

二、表格示例

表8-1是一个简单的消毒记录表。

表 8-1 消毒记录表示例

日期时间	消毒餐具		消毒方法				感官检验				消毒员签字	监督员签字
	种类	数量	消毒方法	消毒液使用量	消毒温度	消毒时间	洁	光	涩	干		

第四节 实训及作业

一、实训

1. 用每片含有效氯0.25克的漂粉精片，配制1升有效氯浓度为250毫克/升的消毒液。

2. 为一套餐具设计清洗流程标准，并设计一个检查表，分组讨论检查表的合理性。

二、作业

1. 哪些原因会导致消毒不彻底，试总结。
2. 厨房中常用的消毒剂有哪些？简述其使用方法。

第九章

废弃物管理

第一节　厨房废弃物

一、厨房废弃物分类

厨房废弃物又称厨余垃圾，俗称“泔水”，是指剩饭菜、餐桌废弃物及厨房下脚料的总称。厨房废弃物是居民在生活消费过程中形成的一种生活废物，其来源主要是饭店、食堂、街头小吃等场所。餐厨垃圾主要成分包括米和面粉类食物残余、蔬菜、动植物油、肉、骨等，从化学组成上，有淀粉、纤维素、蛋白质、脂类和无机盐。厨房废弃物按其来源分类，可分为餐馆饭店厨余垃圾和居民家庭厨余垃圾。

（一）餐馆饭店厨余垃圾

餐馆饭店厨余垃圾简称餐厨垃圾，是指从事餐饮经营活动的企业和机关、部队、学校、企事业等单位集体食堂在食品加工、饮食服务、单位供餐等活动中产生的食物残渣、食品加工废料和废弃食用油脂。其中，废弃油脂是指不可再使用的动植物油脂和油水混合物。餐厨垃圾具有产生量大、来源多、分布广的特点。通过餐饮业废弃物的组成来看，餐饮业废弃物主要由以下几类构成。

1．食品原料粗加工时产生的垃圾

主要是动物的皮毛、内脏，蔬菜的黄叶、烂叶，无法食用的根须、茎秆等垃圾。

2．食品包装类垃圾

主要是餐饮调味品和加工食品的储存罐、包装盒、玻璃瓶、易拉罐等废弃物。

3．泔水类垃圾

主要是食客吃剩的残羹剩饭等食物残渣。

4．废弃油脂类垃圾

主要是废弃的厨房煎炸油、烧烤动物产生的废油等。

5．留样食物类垃圾

主要是厨房中超过48小时后不能食用的留样食品等。

（二）居民家庭厨余垃圾

居民家庭厨余垃圾是指居民家庭生产生活过程中产生的菜帮菜叶、瓜果皮核、剩菜剩饭、废弃食物等易腐性垃圾，数量不及餐厨垃圾庞大。

二、厨房废弃物的危害

（一）环境污染

除了乱扔垃圾而扩散到环境中对环境造成污染外，餐厨垃圾中剩菜汤、馊水等的含量很大，容易在垃圾的收集、运输过程中造成污染。此外，餐厨垃圾又是垃圾填埋场所渗滤液的主要来源，也是大气污染和苍蝇滋生的重要原因。

（二）污染食品

厨房结构设计不合理，垃圾和食品共用通道，垃圾桶不按要求配置等都有可能导致垃圾污染食品。

（三）非法利用

餐厨垃圾还可能被非法加工利用：餐饮废弃油脂被非法提炼加工后，作为食用油再回到餐桌上，也就是人们常说的“地沟油”，而餐饮废弃油脂含黄曲霉毒素、苯等有毒物质，长期食用会造成一些慢性疾病，甚至致癌。餐厨垃圾还有可能被直接用作猪饲料，这样养出来的猪通常叫做“泔水猪”，也叫“垃圾猪”。经屠宰检疫检验，“泔水猪”肉质明显不如正规饲料喂养的猪，感染致病菌的风险，比普通猪高30%～50%，再通过食物链的传递作用，使人体感染肝炎等疾病。

第二节　废弃物管理

一、废弃物管理规范

《餐饮服务食品安全操作规范》和《食品安全国家标准 餐饮服务通用卫生规范》对废弃物的管理提出了以下要求。

（一）废弃物存放容器与设施

（1）食品处理区内可能产生废弃物的区域，应设置废弃物存放容器。废弃物存放容器与食品加工制作容器应有明显的区分标识。

（2）废弃物存放容器应配有盖子，防止有害生物侵入、不良气味或污水溢出，防止污染食品、水源、地面、食品接触面（包括接触食品的工作台面、工具、容器、包装材料等）。废弃物存放容器的内壁光滑，易于清洁。

（3）在餐饮服务场所外适宜地点，宜设置结构密闭的废弃物临时集中存放设施。

（二）废弃物处置

（1）餐厨废弃物应分类放置、及时清理，不得溢出存放容器。餐厨废弃物的存放容器应及时清洁，必要时进行消毒。

（2）应索取并留存餐厨废弃物收运者的资质证明复印件（需加盖收运者公章或由收运者签字），并与其签订收运合同，明确各自的食品安全责任和义务。

（3）应建立餐厨废弃物处置台账，详细记录餐厨废弃物的处置时间、种类、数量、收运者等信息。

（4）废弃物处置应当符合法律法规、规章的要求。

二、地方要求

为了规范厨房废弃物的管理，地方政府部门也出台了一些管理办法。比如云南省曾发布《云南省人民政府办公厅关于进一步加强“地沟油”治理工作的实施意见》（云政办发〔2017〕136号），昆明市发布了《昆明市餐厨废弃物管理办法》（昆明市人民政府令第109号）、《昆明市餐饮业环境污染防治管理办法》（昆明市人民政府令第149号）等。

第三节 废弃物处置表格设计

《餐饮服务食品安全操作规范》给出了废弃物处置表格的示例（表9-1），餐饮企业可以参考此表进行废弃物处置的表格设计。

表 9-1 废弃物处置记录表格示例

日期	废弃物种类	数量	处理时间	处理单位	处理人及联系方式	记录人	备注

第四节　实训及作业

一、实训

查询你所在地是否有对厨房废弃物或者其他污染物的地方性要求。请分组讨论总结地方性要求与《餐饮服务食品安全操作规范》相比，增加了哪些要求。

二、作业

1. 描述不按要求处理厨房废弃物可能有什么危害？
2. 查询资料描述生活垃圾分类的意义。

第十章

有害生物防治

第一节　有害生物防治要求

一、厨房常见有害生物

1．老鼠

老鼠常常出没于下水道、厨房、厕所等处，喜欢温暖潮湿的地方。可能携带传播各类病原菌，啃噬污染食物和厨房物品。

2．苍蝇

苍蝇通常生活在阴暗、潮湿、温暖的环境中，这样的环境极易滋生病菌，并且苍蝇常常在垃圾堆和各种过期、腐烂、变质的物品中迁移，导致苍蝇身上携带有多种病菌。苍蝇停留在食物上或在食物上飞舞，就可能将病菌留在食物中。

3．蟑螂

蟑螂喜欢选择温暖、潮湿、食物丰富和多缝隙的场所栖居。尤其喜食香、甜、油的面制食品。常可到处爬行，传播多种致病微生物，例如沙门菌、大肠杆菌等。

4．其他有害生物

厨房有害生物还包括突灶螽、花斑皮蠹、衣鱼等。

二、有害生物带来的食品安全风险

厨房中的有害生物非常容易造成食品间的交叉污染，甚至部分有害生物本身即携带大量致病菌。老鼠等还可能啃食设施设备，导致设施设备损害等。

三、有害生物防治要求

《餐饮服务食品安全操作规范》和《食品安全国家标准 餐饮服务通用卫生规范》对有害生物的防治都提出了要求。

（一）基本要求

（1）有害生物防治应遵循物理防治（粘鼠板、灭蝇灯、灭鼠笼等）优先（图10-1），化学防治（滞留喷洒等）有条件使用的原则，保障食品安全和人身安全。

（2）应保持餐饮服务场所建筑结构完好，环境整洁，防止害虫侵入及滋生。餐饮服务场所的墙壁、地板无缝隙，天花板修葺完整。所有管道（供水、排水、供热、燃气、空调等）与外界或天花板连接处应封闭，所有管、线穿越而产生的孔洞，选用水泥、不锈钢隔板、钢丝封堵材料、防火泥等封堵，孔洞填充牢固，无缝隙。使用水封式地漏。

（3）所有线槽、配电箱（柜）封闭良好。

（4）人员、货物进出通道应设有防鼠板，门的缝隙应小于6毫米。

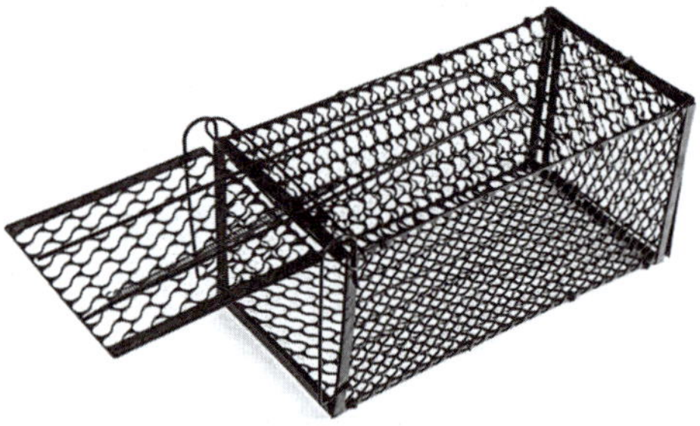

图 10-1　有害生物物理防治（灭鼠笼）

（二）设施设备的使用与维护

1．灭蝇灯

（1）食品处理区、就餐区宜安装粘捕式灭蝇灯。使用电击式灭蝇灯的，灭蝇灯不得悬挂在食品加工制作或贮存区域的上方，防止电击后的虫害碎屑污染食品。

（2）应根据餐饮服务场所的布局、面积及灭蝇灯使用技术要求，确定灭蝇灯的安装位置和数量。

2．鼠类诱捕设施

（1）餐饮服务场所内应使用粘鼠板、捕鼠笼、机械式捕鼠器等装置，不得使用杀鼠剂。

（2）餐饮服务场所外可使用抗干预型鼠饵站，鼠饵站和鼠饵必须固定安装。

3．排水管道出水口

排水管道出水口安装的篦子宜使用金属材料制成，篦子缝隙间距或网眼应小于10毫米。

4．通风口

与外界直接相通的通风口、换气窗外，应加装不小于16目的防虫筛网。

5．防蝇帘及风幕机

（1）使用防蝇胶帘的，防蝇胶帘应覆盖整个门框，底部离地距离小于2厘米，相邻胶帘条的重叠部分不少于2厘米。

（2）使用风幕机的，风幕应完整覆盖出入通道。

（三）防治过程要求

（1）收取货物时，应检查运输工具和货物包装是否有有害生物活动迹象（如鼠粪、鼠咬痕等鼠迹，蟑尸、蟑粪、卵鞘等蟑迹），防止有害生物入侵。

（2）定期检查食品库房或食品贮存区域、固定设施设备背面及其他阴暗、潮湿区域是否存在有害生物活动迹象。发现有害生物，应尽快将其杀灭，并查找和消除其来源途径。

（3）防治过程中应采取有效措施，防止食品、食品接触面及包装材料等受到污染。

（四）卫生杀虫剂和杀鼠剂的管理

1．卫生杀虫剂和杀鼠剂的选择

（1）选择的卫生杀虫剂和杀鼠剂，应标签信息齐全（农药登记证、农药生产许可证、农药标准）并在有效期内。不得将不同的卫生杀虫剂制剂混配。

（2）鼓励使用低毒或微毒的卫生杀虫剂和杀鼠剂。

2．卫生杀虫剂和杀鼠剂的使用要求

（1）使用卫生杀虫剂和杀鼠剂的人员应经过有害生物防治专业培训。

（2）应针对不同的作业环境，选择适宜的种类和剂型，并严格根据卫生杀虫剂和杀鼠剂的技术要求确定使用剂量和位置，设置警示标识。

3．卫生杀虫剂和杀鼠剂的存放要求

不得在食品处理区和就餐场所存放卫生杀虫剂和杀鼠剂产品。应设置单独、固定的卫生杀虫剂和杀鼠剂产品存放场所，存放场所具备防火防盗通风条件，由专人负责。

第二节　有害生物防治工作记录表格设计

餐饮单位进行有害生物的防治，需要进行相关的记录，以表格形式记录一目了然，下面是一个餐厅有害生物防治的记录表示例（表10-1）。

表 10-1　餐厅有害生物防治工作记录表

时间	有害生物名称	防治区域	防治措施	防治人	防治效果	备注

第三节　实训及作业

一、实训

观察记录实训的场所，用图片加文字记录有食品安全隐患的地方，分组讨论改进的措施。

二、作业

1. 厨房防鼠的物理措施有哪些？
2. 怎样防止蚊蝇飞进厨房，请列举。

第十一章

餐饮食品安全职业道德

第一节　职业道德概述

职业道德是整个社会道德体系中的重要组成部分，是社会文明发展到一定阶段的产物。食品行业从业人员加强食品安全意识、提高个人修养、注重食品安全职业道德培养、增强食品安全社会责任感是社会道德的一种体现形式。

一、社会主义道德规范

社会主义道德规范体系是在社会主义经济、政治、文化基础上形成的以集体主义道德原则为核心的道德行为准则系统。它是共产主义道德在社会主义阶段的具体表现形式。2001年我国颁布《公民道德建设实施纲要》是划时代的重大事件，它把我国社会主义道德体系的建设提到了一个新的高度，为中华民族的伟大复兴提供了重要的思想平台。《公民道德建设实施纲要》指出，社会主义道德建设要坚持以为人民服务为核心，以集体主义为原则，要大力倡导“爱国守法、明礼诚信、团结友善、勤俭自强、敬业奉献”的基本道德规范。

二、职业道德的内涵和作用

（一）内涵

职业道德的概念有广义和狭义之分。广义的职业道德是指从业人员在职业活动中应该遵循的行为准则，涵盖了从业人员与服务对象、职业与职工、职业与职业之间的关系。狭义的职业道德是指在一定职业活动中应遵循的、体现一定职业特征的、调整一定职业关系的职业行为准则和规范。以爱岗敬业、诚实守信、服务群众、奉献社会为主要内容的职业道德，正鼓励人们在工作中为社会做出更多的贡献。

（二）主要作用

职业道德是社会道德体系的重要组成部分，它一方面具有社会道德的一般作用，另一方面它又具有自身的特殊作用，具体表现在以下几方面。

1．有助于调节各方面之间的关系

一方面，职业道德可以调节从业人员内部的关系，即运用职业道德约束职业内部人员的行为，促进职业内部人员的团结与合作；另一方面，职业道德又可以调节从业人员和服务对象之间的关系，如职业道德可规范员工要怎样对消费者负责等。

2．有助于维护和提高企业形象

一个企业的信用、形象和声誉主要靠产品的质量和服务质量，而提高从业人员职业道德水平是维护产品质量和服务质量的有效保证。

3．有助于促进本行业的发展

任何行业的发展都离不开高素质的员工。员工素质主要包含知识、能力和责任心三个方面。责任心是员工素质的重要构成，也是职业道德的构成部分。因此，职业道德水平直接影响本行业的发展。

4．有助于提高全社会的道德水平

职业道德是整个社会道德的重要组成部分。一方面，职业道德涉及每个从业者如何对待职业，如何对待工作，同时也是一个从业人员的世界观、价值观念的表现；另一方面，职业道德也是一个职业集体，甚至一个行业全体人员的行为表现，如果每个行业、每个职业集体都具备优良的道德素质，对整个社会道德水平的提高肯定会发挥重要作用。

三、职业道德建设途径

职业道德建设既是社会主义市场经济健康有序发展的重要保证，也是员工加强自身修养、企业塑造自身形象的必备条件。

（一）职业道德建设首先要抓好企业领导层

企业领导要以身作则，做好表率，廉洁自律，自觉抵制行业不正之风，坚决不搞所谓的行业潜规则，才能带动企业的整体职业道德建设。

（二）职业道德建设应贯穿社会各个行业

职业道德建设是一项系统工程，在日常生活中，人人都是服务对象，每个人也都要向他人提供服务。因此，在职业道德建设中必须坚持以为人民服务为核心，以集体主义为原则，提高自身的职业道德水准，使每个人都感受到职业道德的魅力。

（三）职业道德建设应与个人奖惩挂钩

将职业道德和个人奖惩挂钩可以充分发挥个人的积极性、主动性和创造性。把物质激励和精神激励结合起来，激发员工的工作热情，使他们在职业实践中逐步形成忠于职守、尽职尽责、热爱集体、忘我工作的职业品质。

（四）职业道德建设应与管理制度和教育相结合

长期稳定的管理制度和有效的教育引导有利于职业习惯和职业意识的养成，从而使职业道德建设持续健康发展。

（五）坚持长期建设

一个企业内部职工的职业道德建设不可能一蹴而就，而是一项长期的、理论和实践反复推进的过程。

第二节 餐饮服务食品安全职业道德建设

一、餐饮服务食品安全职业道德内涵

餐饮服务食品安全职业道德是餐饮服务单位从事食品经营的基本道德，它是以一般的社会道德为基础，从业人员的食品安全意识、食品安全责任、食品安全纪律和食品安全技能在实际食品加工经营过程中的综合反映，是意识、责任、纪律、技能的总和，属于自律范围。食品安全职业道德是整个社会道德体系中的重要组成部分，是社会文明发展到一定阶段的产物。因此加强餐饮服务食品安全职业道德建设是现代餐饮服务行业健康发展的先决条件。

二、餐饮服务食品安全职业道德规范内容

广义地说，餐饮服务食品安全职业道德应包括餐饮服务单位涉及食品安全的一切行为。这里包括食品安全法律法规要求的行为和未被要求的行为。餐饮服务单位应当依法、诚信地进行食品生产经营活动，要牢固树立第一责任人的意识，因此需要餐饮服务单位学习食品安全法律法规，自觉遵守法律法规要求，树立诚信经营意识，最大

限度地减小食品安全风险，保证消费者的饮食安全。

遵守职业道德，也是保证餐饮服务单位自身健康发展的先决条件。职业道德建设不仅是精神文明建设的一个重要方面，也是一个国家经济发展和社会文明的重要标志之一。在餐饮服务行业应大力倡导以“遵守法律法规，承担社会责任；配合监管执法，接受社会监督；坚持诚信经营，追求优质服务；遵守操作规程，确保饮食安全”为主要内容的职业道德观。

（一）主动学法，遵纪守法

现代社会是一个法治社会，作为以保障食品安全为己任的餐饮服务从业人员，应该认真学法、自觉守法。涉及食品安全的法律法规制定的各项要求是经过食品安全风险评估，并将食品安全风险降低到可接受水平的措施，按照要求进行食品生产经营活动，能够最大限度地保证食品安全，确保避免食品安全事故对消费者和餐饮服务单位的双重打击。

遵纪守法包括学法、知法、守法、用法，遵守企业纪律和规范。餐饮服务单位应当认真学习贯彻《中华人民共和国食品安全法》及其实施条例、《食品生产经营监督检查管理办法》《食品安全国家标准 餐饮服务通用卫生规范》等法律法规和标准，特别是《餐饮服务食品安全操作规范》是餐饮服务单位日常加工的实操性要求，对餐饮服务单位具有较强的操作性意义。同时，遵纪守法是各行各业职业道德的基本要求，也是每一个公民的道德底线和立身处世之本。

（二）坚守诚信经营，追求优质产品和服务

诚信经营是各行业职业道德的灵魂，是餐饮服务食品安全职业道德的核心和基础。诚信是道德，有人将其形象地比喻为公民的第二个“身份证”，是行为诚实与承诺守信的组合。诚信是人人必备的优良品格，是“立人之道”。即待人处事真诚、老实、讲信誉，言必信、行必果。诚实守信，既是食品安全职业道德的重要内容，更是餐饮服务单位在市场竞争中生存和发展的基石。餐饮服务单位在接待每一位消费者时，实际上已经对该名消费者进行了食品安全的承诺。安全是食品的基本要求，但安全性通过感官很难判断，因此餐饮服务单位必须在行为上诚实守信，兑现对消费者的承诺；严格按照餐饮服务食品安全相关要求进行食品加工，不弄虚作假、偷工减料、以次充好、随意降低食品安全控制成本、变相损害消费者利益。

（三）忠于职守，爱岗敬业

忠于职守，就是要求把自己职责范围内的事做好，合乎质量标准和规范要求，能够完成应承担的任务。爱岗就是热爱自己的工作岗位，热爱本职工作。敬业就是用一

种恭敬严肃的态度对待自己的工作。社会主义职业道德提倡的敬业有着相当丰富的内容。投身于社会主义事业，把有限的生命投入无限的为人民服务当中去，是爱岗敬业的最高要求。具体要求是：树立职业理想，强化职业责任，提高职业技能。

（四）尊师爱徒，团结协作

尊师爱徒是指人与人之间的一种平和关系，晚辈、徒弟要谦逊，尊敬长者和师父；师父要指导、关爱晚辈、徒弟。即社会主义人与人平等友爱、相互尊敬的社会关系。团结协作也是指从业人员之间和企业集体之间关系的重要道德规范，系指顾全大局、友爱亲善、真诚相待、平等尊重，搞好部门之间、同事之间的团结协作，共同发展。具体要求包括：平等尊重、顾全大局、相互学习、加强协作等几个方面。

（五）积极进取，开拓创新

积极进取，即不懈不怠，追求发展，争取进步。开拓创新是指人们为了发展的需要，运用已知的信息，不断突破常规，发现或创造某种新颖、独特的有社会价值或个人价值的新事物、新思想的活动。在学习新知识、钻研新技术的过程中，要不惧挫折，勇于拼搏。而开拓创新要有创新意识和科学思维，同时要有坚定的信心和意志。

三、餐饮服务食品安全职业道德建设途径

餐饮服务食品安全职业道德建设的出发点主要体现在食品安全意识、食品安全责任、食品安全纪律和食品安全技能四个方面。

（一）食品安全意识

餐饮服务单位必须树立食品安全意识，通过对食品安全相关法律法规、食品安全基础知识的学习，了解掌握食品危害因素及其产生的严重后果，以及法律法规中的各项控制要求，增强食品安全的辨别意识和控制意识。

（二）食品安全责任

餐饮服务单位应充分认识到应当对社会和公众负责，保证食品安全，接受社会监督，承担社会责任，是食品安全的第一责任人。

（三）食品安全纪律

餐饮服务单位通过学习应主动制定本单位行之有效的食品安全控制制度，自觉遵守执行并持续改进。这体现出从业人员对于本职工作的诚实态度。

（四）食品安全技能

从业人员应不断地提高自身的食品安全业务技能，潜心学习、精心钻研，养成良好的操作习惯，使技能、习惯、意识融为一体。

第三节　实训及作业

一、实训

以小组形式组织一次食品安全宣传活动。

二、作业

1. 试述餐饮企业中职业道德的表现形式。
2. 如何培养个人食品安全意识?

附录 1

常用术语和定义

常用概念术语（摘自《中华人民共和国食品安全法》《餐饮服务食品安全操作规范》和《食品安全国家标准 餐饮服务通用卫生规范》）。

编号	概念	释义
1	食品	指各种供人食用或者饮用的成品和原料以及按照传统既是食品又是中药材的物品，但是不包括以治疗为目的的物品
2	食品安全	指食品无毒、无害，符合应当有的营养要求，对人体健康不造成任何急性、亚急性或者慢性危害
3	预包装食品	指预先定量包装或者制作在包装材料、容器中的食品
4	食品添加剂	指为改善食品品质和色、香、味以及为防腐、保鲜和加工工艺的需要而加入食品中的人工合成或者天然物质，包括营养强化剂
5	用于食品的包装材料和容器	指包装、盛放食品或者食品添加剂用的纸、竹、木、金属、搪瓷、陶瓷、塑料、橡胶、天然纤维、化学纤维、玻璃等制品和直接接触食品或者食品添加剂的涂料
6	用于食品生产经营的工具、设备	指在食品或者食品添加剂生产、销售、使用过程中直接接触食品或者食品添加剂的机械、管道、传送带、容器、用具、餐具等
7	用于食品的洗涤剂、消毒剂	指直接用于洗涤或者消毒食品、餐具、饮具以及直接接触食品的工具、设备或者食品包装材料和容器的物质
8	食品保质期	指食品在标明的贮存条件下保持品质的期限
9	食源性疾病	指食品中致病因素进入人体引起的感染性、中毒性等疾病，包括食物中毒
10	食品安全事故	指食源性疾病、食品污染等源于食品，对人体健康有危害或者可能有危害的事故
11	原料	指供加工制作食品所用的一切可食用或者饮用的物质
12	半成品	指原料经初步或部分加工制作后，尚需进一步加工制作的食品，不包括贮存的已加工制作成成品的食品
13	成品	指已制成的可直接食用或饮用的食品

续表

编号	概念	释义
14	餐饮服务场所	指与食品加工制作、供应直接或间接相关的区域，包括食品处理区、就餐区和辅助区
15	食品处理区	指贮存、加工制作食品及清洗消毒保洁餐用具（包括餐饮具、容器、工具等）等的区域。根据清洁程度的不同，可分为清洁操作区、准清洁操作区、一般操作区
16	清洁操作区	指为防止食品受到污染，清洁程度要求较高的加工制作区域，包括专间、专用操作区
17	专间	指处理或短时间存放直接入口食品的专用加工制作间，包括冷食间、生食间、裱花间、中央厨房和集体用餐配送单位的分装或包装间等
18	专用操作区	指处理或短时间存放直接入口食品的专用加工制作区域，包括现榨果蔬汁加工制作区、果蔬拼盘加工制作区、备餐区（指暂时放置、整理、分发成品的区域）等
19	准清洁操作区	指清洁程度要求次于清洁操作区的加工制作区域，包括烹饪区、餐用具保洁区
20	烹饪区	指对经过粗加工制作、切配的原料或半成品进行热加工制作的区域
21	餐用具保洁区	指存放清洗消毒后的餐饮具和接触直接入口食品的容器、工具的区域
22	一般操作区	指其他处理食品和餐用具的区域，包括粗加工制作区、切配区、餐用具清洗消毒区和食品库房等
23	粗加工制作区	指对原料进行挑拣、整理、解冻、清洗、剔除不可食用部分等加工制作的区域
24	切配区	指将粗加工制作后的原料，经过切割、称量、拼配等加工制作成为半成品的区域
25	餐用具清洗消毒区	指清洗、消毒餐饮具和接触直接入口食品的容器、工具的区域
26	就餐区	指供消费者就餐的区域
27	辅助区	指办公室、更衣区、门厅、大堂休息厅、歌舞台、卫生间、非食品库房等非直接处理食品的区域
28	中心温度	指块状食品或有容器存放的液态食品的中心部位的温度
29	冷藏	指将原料、半成品、成品置于冰点以上较低温度下贮存的过程，冷藏环境温度的范围应在 0 ~ 8℃
30	冷冻	指将原料、半成品、成品置于冰点温度以下，以保持冰冻状态贮存的过程，冷冻温度的范围宜低于 -12℃
31	交叉污染	指食品、从业人员、工具、容器、设备、设施、环境之间生物性或化学性污染物的相互转移、扩散的过程
32	分离	指通过在物品、设施、区域之间留有一定空间，而非通过设置物理阻断的方式进行隔离

续表

编号	概念	释义
33	分隔	指通过设置物理阻断如墙壁、屏障、遮罩等方式进行隔离
34	特定餐饮服务提供者	指学校（含托幼机构）食堂、养老机构食堂、医疗机构食堂、中央厨房、集体用餐配送单位、连锁餐饮企业等
35	高危易腐食品	指蛋白质或碳水化合物含量较高［通常酸碱度（pH）大于4.6且水分活度（A_w）> 0.85］，常温下容易腐败变质的食品
36	现榨果蔬汁	指以新鲜水果、蔬菜为原料，经压榨、粉碎等方法现场加工制作的供消费者直接饮用的果蔬汁饮品，不包括采用浓浆、浓缩汁、果蔬粉调配而成的饮料
37	现磨谷物类饮品	指以谷类、豆类等谷物为原料，经粉碎、研磨、煮制等方法现场加工制作的供消费者直接饮用的谷物饮品
38	餐饮服务	通过即时加工制作、商业销售和服务性劳动等，向消费者提供食品或食品和消费设施的服务活动
39	餐用具	餐（饮）具和接触直接入口食品的容器、工具、设备

附录 2

《中华人民共和国食品安全法》全文

中华人民共和国食品安全法

（2009年2月28日第十一届全国人民代表大会常务委员会第七次会议通过　2015年4月24日第十二届全国人民代表大会常务委员会第十四次会议修订　根据2018年12月29日第十三届全国人民代表大会常务委员会第七次会议《关于修改〈中华人民共和国产品质量法〉等五部法律的决定》第一次修正　根据2021年4月29日第十三届全国人民代表大会常务委员会第二十八次会议《关于修改〈中华人民共和国道路交通安全法〉等八部法律的决定》第二次修正）

目　　录

第一章　总　　则

第一条　为了保证食品安全，保障公众身体健康和生命安全，制定本法。

第二条　在中华人民共和国境内从事下列活动，应当遵守本法：

（一）食品生产和加工（以下称食品生产），食品销售和餐饮服务（以下称食品经营）；

（二）食品添加剂的生产经营；

（三）用于食品的包装材料、容器、洗涤剂、消毒剂和用于食品生产经营的工具、设备（以下称食品相关产品）的生产经营；

（四）食品生产经营者使用食品添加剂、食品相关产品；

（五）食品的贮存和运输；

（六）对食品、食品添加剂、食品相关产品的安全管理。

供食用的源于农业的初级产品（以下称食用农产品）的质量安全管理，遵守《中华人民共和国农产品质量安全法》的规定。但是，食用农产品的市场销售、有关质量安全标准的制定、有关安全信息的公布和本法对农业投入品作出规定的，应当遵守本法的规定。

第三条　食品安全工作实行预防为主、风险管理、全程控制、社会共治，建立科学、严格的监督管理制度。

第四条　食品生产经营者对其生产经营食品的安全负责。

食品生产经营者应当依照法律、法规和食品安全标准从事生产经营活动，保证食品安全，诚信自律，对社会和公众负责，接受社会监督，承担社会责任。

第五条　国务院设立食品安全委员会，其职责由国务院规定。

国务院食品安全监督管理部门依照本法和国务院规定的职责，对食品生产经营活动实施监督管理。

国务院卫生行政部门依照本法和国务院规定的职责，组织开展食品安全风险监测和风险评估，会同国务院食品安全监督管理部门制定并公布食品安全国家标准。

国务院其他有关部门依照本法和国务院规定的职责，承担有关食品安全工作。

第六条　县级以上地方人民政府对本行政区域的食品安全监督管理工作负责，统一领导、组织、协调本行政区域的食品安全监督管理工作以及食品安全突发事件应对工作，建立健全食品安全全程监督管理工作机制和信息共享机制。

县级以上地方人民政府依照本法和国务院的规定，确定本级食品安全监督管理、卫生行政部门和其他有关部门的职责。有关部门在各自职责范围内负责本行政区域的食品安全监督管理工作。

县级人民政府食品安全监督管理部门可以在乡镇或者特定区域设立派出机构。

第七条 县级以上地方人民政府实行食品安全监督管理责任制。上级人民政府负责对下一级人民政府的食品安全监督管理工作进行评议、考核。县级以上地方人民政府负责对本级食品安全监督管理部门和其他有关部门的食品安全监督管理工作进行评议、考核。

第八条 县级以上人民政府应当将食品安全工作纳入本级国民经济和社会发展规划，将食品安全工作经费列入本级政府财政预算，加强食品安全监督管理能力建设，为食品安全工作提供保障。

县级以上人民政府食品安全监督管理部门和其他有关部门应当加强沟通、密切配合，按照各自职责分工，依法行使职权，承担责任。

第九条 食品行业协会应当加强行业自律，按照章程建立健全行业规范和奖惩机制，提供食品安全信息、技术等服务，引导和督促食品生产经营者依法生产经营，推动行业诚信建设，宣传、普及食品安全知识。

消费者协会和其他消费者组织对违反本法规定，损害消费者合法权益的行为，依法进行社会监督。

第十条 各级人民政府应当加强食品安全的宣传教育，普及食品安全知识，鼓励社会组织、基层群众性自治组织、食品生产经营者开展食品安全法律、法规以及食品安全标准和知识的普及工作，倡导健康的饮食方式，增强消费者食品安全意识和自我保护能力。

新闻媒体应当开展食品安全法律、法规以及食品安全标准和知识的公益宣传，并对食品安全违法行为进行舆论监督。有关食品安全的宣传报道应当真实、公正。

第十一条 国家鼓励和支持开展与食品安全有关的基础研究、应用研究，鼓励和支持食品生产经营者为提高食品安全水平采用先进技术和先进管理规范。

国家对农药的使用实行严格的管理制度，加快淘汰剧毒、高毒、高残留农药，推动替代产品的研发和应用，鼓励使用高效低毒低残留农药。

第十二条 任何组织或者个人有权举报食品安全违法行为，依法向有关部门了解食品安全信息，对食品安全监督管理工作提出意见和建议。

第十三条 对在食品安全工作中做出突出贡献的单位和个人，按照国家有关规定给予表彰、奖励。

第二章 食品安全风险监测和评估

第十四条 国家建立食品安全风险监测制度，对食源性疾病、食品污染以及食品中的有害因素进行监测。

国务院卫生行政部门会同国务院食品安全监督管理等部门，制定、实施国家食品安全风险监测计划。

国务院食品安全监督管理部门和其他有关部门获知有关食品安全风险信息后，应当立即核实并向国务院卫生行政部门通报。对有关部门通报的食品安全风险信息以及医疗机构报告的食源性疾病等有关疾病信息，国务院卫生行政部门应当会同国务院有关部门分析研究，认为必要的，及时调整国家食品安全风险监测计划。

省、自治区、直辖市人民政府卫生行政部门会同同级食品安全监督管理等部门，根据国家食品安全风险监测计划，结合本行政区域的具体情况，制定、调整本行政区域的食品安全风险监测方案，报国务院卫生行政部门备案并实施。

第十五条 承担食品安全风险监测工作的技术机构应当根据食品安全风险监测计划和监测方案开展监测工作，保证监测数据真实、准确，并按照食品安全风险监测计划和监测方案的要求报送监测数据和分析结果。

食品安全风险监测工作人员有权进入相关食用农产品种植养殖、食品生产经营场所采集样品、收集相关数据。采集样品应当按照市场价格支付费用。

第十六条 食品安全风险监测结果表明可能存在食品安全隐患的，县级以上人民政府卫生行政部门应当及时将相关信息通报同级食品安全监督管理等部门，并报告本级人民政府和上级人民政府卫生行政部门。食品安全监督管理等部门应当组织开展进一步调查。

第十七条 国家建立食品安全风险评估制度，运用科学方法，根据食品安全风险监测信息、科学数据以及有关信息，对食品、食品添加剂、食品相关产品中生物性、化学性和物理性危害因素进行风险评估。

国务院卫生行政部门负责组织食品安全风险评估工作，成立由医学、农业、食品、营养、生物、环境等方面的专家组成的食品安全风险评估专家委员会进行食品安全风险评估。食品安全风险评估结果由国务院卫生行政部门公布。

对农药、肥料、兽药、饲料和饲料添加剂等的安全性评估，应当有食品安全风险评估专家委员会的专家参加。

食品安全风险评估不得向生产经营者收取费用，采集样品应当按照市场价格支付费用。

第十八条 有下列情形之一的，应当进行食品安全风险评估：

（一）通过食品安全风险监测或者接到举报发现食品、食品添加剂、食品相关产品可能存在安全隐患的；

（二）为制定或者修订食品安全国家标准提供科学依据需要进行风险评估的；

（三）为确定监督管理的重点领域、重点品种需要进行风险评估的；

（四）发现新的可能危害食品安全因素的；

（五）需要判断某一因素是否构成食品安全隐患的；

（六）国务院卫生行政部门认为需要进行风险评估的其他情形。

第十九条 国务院食品安全监督管理、农业行政等部门在监督管理工作中发现需要进行食品安全风险评估的，应当向国务院卫生行政部门提出食品安全风险评估的建议，并提供风险来源、相关检验数据和结论等信息、资料。属于本法第十八条规定情形的，国务院卫生行政部门应当及时进行食品安全风险评估，并向国务院有关部门通报评估结果。

第二十条 省级以上人民政府卫生行政、农业行政部门应当及时相互通报食品、食用农产品安全风险监测信息。

国务院卫生行政、农业行政部门应当及时相互通报食品、食用农产品安全风险评估结果等信息。

第二十一条 食品安全风险评估结果是制定、修订食品安全标准和实施食品安全监督管理的科学依据。

经食品安全风险评估，得出食品、食品添加剂、食品相关产品不安全结论的，国务院食品安全监督管理等部门应当依据各自职责立即向社会公告，告知消费者停止食用或者使用，并采取相应措施，确保该食品、食品添加剂、食品相关产品停止生产经营；需要制定、修订相关食品安全国家标准的，国务院卫生行政部门应当会同国务院食品安全监督管理部门立即制定、修订。

第二十二条 国务院食品安全监督管理部门应当会同国务院有关部门，根据食品安全风险评估结果、食品安全监督管理信息，对食品安全状况进行综合分析。对经综合分析表明可能具有较高程度安全风险的食品，国务院食品安全监督管理部门应当及时提出食品安全风险警示，并向社会公布。

第二十三条 县级以上人民政府食品安全监督管理部门和其他有关部门、食品安全风险评估专家委员会及其技术机构，应当按照科学、客观、及时、公开的原则，组织食品生产经营者、食品检验机构、认证机构、食品行业协会、消费者协会以及新闻媒体等，就食品安全风险评估信息和食品安全监督管理信息进行交流沟通。

第三章　食品安全标准

第二十四条 制定食品安全标准，应当以保障公众身体健康为宗旨，做到科学合理、安全可靠。

第二十五条 食品安全标准是强制执行的标准。除食品安全标准外，不得制定其他食品强制性标准。

第二十六条 食品安全标准应当包括下列内容：

（一）食品、食品添加剂、食品相关产品中的致病性微生物，农药残留、兽药残留、生物毒素、重金属等污染物质以及其他危害人体健康物质的限量规定；

（二）食品添加剂的品种、使用范围、用量；

（三）专供婴幼儿和其他特定人群的主辅食品的营养成分要求；

（四）对与卫生、营养等食品安全要求有关的标签、标志、说明书的要求；

（五）食品生产经营过程的卫生要求；

（六）与食品安全有关的质量要求；

（七）与食品安全有关的食品检验方法与规程；

（八）其他需要制定为食品安全标准的内容。

第二十七条 食品安全国家标准由国务院卫生行政部门会同国务院食品安全监督管理部门制定、公布，国务院标准化行政部门提供国家标准编号。

食品中农药残留、兽药残留的限量规定及其检验方法与规程由国务院卫生行政部门、国务院农业行政部门会同国务院食品安全监督管理部门制定。

屠宰畜、禽的检验规程由国务院农业行政部门会同国务院卫生行政部门制定。

第二十八条 制定食品安全国家标准，应当依据食品安全风险评估结果并充分考虑食用农产品安全风险评估结果，参照相关的国际标准和国际食品安全风险评估结果，并将食品安全国家标准草案向社会公布，广泛听取食品生产经营者、消费者、有关部门等方面的意见。

食品安全国家标准应当经国务院卫生行政部门组织的食品安全国家标准审评委员会审查通过。食品安全国家标准审评委员会由医学、农业、食品、营养、生物、环境等方面的专家以及国务院有关部门、食品行业协会、消费者协会的代表组成，对食品安全国家标准草案的科学性和实用性等进行审查。

第二十九条 对地方特色食品，没有食品安全国家标准的，省、自治区、直辖市人民政府卫生行政部门可以制定并公布食品安全地方标准，报国务院卫生行政部门备案。食品安全国家标准制定后，该地方标准即行废止。

第三十条 国家鼓励食品生产企业制定严于食品安全国家标准或者地方标准的企业标准，在本企业适用，并报省、自治区、直辖市人民政府卫生行政部门备案。

第三十一条 省级以上人民政府卫生行政部门应当在其网站上公布制定和备案的食品安全国家标准、地方标准和企业标准，供公众免费查阅、下载。

对食品安全标准执行过程中的问题，县级以上人民政府卫生行政部门应当会同有关部门及时给予指导、解答。

第三十二条 省级以上人民政府卫生行政部门应当会同同级食品安全监督管理、农业行政等部门，分别对食品安全国家标准和地方标准的执行情况进行跟踪评价，并根据评价结果及时修订食品安全标准。

省级以上人民政府食品安全监督管理、农业行政等部门应当对食品安全标准执行中存在的问题进行收集、汇总，并及时向同级卫生行政部门通报。

食品生产经营者、食品行业协会发现食品安全标准在执行中存在问题的，应当立即向卫生行政部门报告。

第四章　食品生产经营

第一节　一般规定

第三十三条 食品生产经营应当符合食品安全标准，并符合下列要求：

（一）具有与生产经营的食品品种、数量相适应的食品原料处理和食品加工、包装、贮存等场所，保持该场所环境整洁，并与有毒、有害场所以及其他污染源保持规定的距离；

（二）具有与生产经营的食品品种、数量相适应的生产经营设备或者设施，有相应的消毒、更衣、盥洗、采光、照明、通风、防腐、防尘、防蝇、防鼠、防虫、洗涤以及处理废水、存放垃圾和废弃物的设备或者设施；

（三）有专职或者兼职的食品安全专业技术人员、食品安全管理人员和保证食品安全的规章制度；

（四）具有合理的设备布局和工艺流程，防止待加工食品与直接入口食品、原料与成品交叉污染，避免食品接触有毒物、不洁物；

（五）餐具、饮具和盛放直接入口食品的容器，使用前应当洗净、消毒，炊具、用具用后应当洗净，保持清洁；

（六）贮存、运输和装卸食品的容器、工具和设备应当安全、无害，保持清洁，防止食品污染，并符合保证食品安全所需的温度、湿度等特殊要求，不得将食品与有毒、有害物品一同贮存、运输；

（七）直接入口的食品应当使用无毒、清洁的包装材料、餐具、饮具和容器；

（八）食品生产经营人员应当保持个人卫生，生产经营食品时，应当将手洗净，穿戴清洁的工作衣、帽等；销售无包装的直接入口食品时，应当使用无毒、清洁的容器、售货工具和设备；

（九）用水应当符合国家规定的生活饮用水卫生标准；

（十）使用的洗涤剂、消毒剂应当对人体安全、无害；

（十一）法律、法规规定的其他要求。

非食品生产经营者从事食品贮存、运输和装卸的，应当符合前款第六项的规定。

第三十四条 禁止生产经营下列食品、食品添加剂、食品相关产品：

（一）用非食品原料生产的食品或者添加食品添加剂以外的化学物质和其他可能危害人体健康物质的食品，或者用回收食品作为原料生产的食品；

（二）致病性微生物，农药残留、兽药残留、生物毒素、重金属等污染物质以及其他危害人体健康的物质含量超过食品安全标准限量的食品、食品添加剂、食品相关产品；

（三）用超过保质期的食品原料、食品添加剂生产的食品、食品添加剂；

（四）超范围、超限量使用食品添加剂的食品；

（五）营养成分不符合食品安全标准的专供婴幼儿和其他特定人群的主辅食品；

（六）腐败变质、油脂酸败、霉变生虫、污秽不洁、混有异物、掺假掺杂或者感官性状异常的食品、食品添加剂；

（七）病死、毒死或者死因不明的禽、畜、兽、水产动物肉类及其制品；

（八）未按规定进行检疫或者检疫不合格的肉类，或者未经检验或者检验不合格的肉类制品；

（九）被包装材料、容器、运输工具等污染的食品、食品添加剂；

（十）标注虚假生产日期、保质期或者超过保质期的食品、食品添加剂；

（十一）无标签的预包装食品、食品添加剂；

（十二）国家为防病等特殊需要明令禁止生产经营的食品；

（十三）其他不符合法律、法规或者食品安全标准的食品、食品添加剂、食品相关产品。

第三十五条 国家对食品生产经营实行许可制度。从事食品生产、食品销售、餐饮服务，应当依法取得许可。但是，销售食用农产品和仅销售预包装食品的，不需要取得许可。仅销售预包装食品的，应当报所在地县级以上地方人民政府食品安全监督管理部门备案。

县级以上地方人民政府食品安全监督管理部门应当依照《中华人民共和国行政许可法》的规定，审核申请人提交的本法第三十三条第一款第一项至第四项规定要求的相关资料，必要时对申请人的生产经营场所进行现场核查；对符合规定条件的，准予许可；对不符合规定条件的，不予许可并书面说明理由。

第三十六条 食品生产加工小作坊和食品摊贩等从事食品生产经营活动，应当符合本法规定的与其生产经营规模、条件相适应的食品安全要求，保证所生产经营的食品卫生、无毒、无害，食品安全监督管理部门应当对其加强监督管理。

县级以上地方人民政府应当对食品生产加工小作坊、食品摊贩等进行综合治理，加强服务和统一规划，改善其生产经营环境，鼓励和支持其改进生产经营条件，进入集中交易市场、店铺等固定场所经营，或者在指定的临时经营区域、时段经营。

食品生产加工小作坊和食品摊贩等的具体管理办法由省、自治区、直辖市制定。

第三十七条 利用新的食品原料生产食品，或者生产食品添加剂新品种、食品相关产品新品种，应当向国务院卫生行政部门提交相关产品的安全性评估材料。国务院卫生行政部门应当自收到申请之日起六十日内组织审查；对符合食品安全要求的，准予许可并公布；对不符合食品安全要求的，不予许可并书面说明理由。

第三十八条 生产经营的食品中不得添加药品，但是可以添加按照传统既是食品又是中药材的物质。按照传统既是食品又是中药材的物质目录由国务院卫生行政部门会同国务院食品安全监督管理部门制定、公布。

第三十九条 国家对食品添加剂生产实行许可制度。从事食品添加剂生产，应当具有与所生产食品添加剂品种相适应的场所、生产设备或者设施、专业技术人员和管理制度，并依照本法第三十五条第二款规定的程序，取得食品添加剂生产许可。

生产食品添加剂应当符合法律、法规和食品安全国家标准。

第四十条 食品添加剂应当在技术上确有必要且经过风险评估证明安全可靠，方可列入允许使用的范围；有关食品安全国家标准应当根据技术必要性和食品安全风险评估结果及时修订。

食品生产经营者应当按照食品安全国家标准使用食品添加剂。

第四十一条 生产食品相关产品应当符合法律、法规和食品安全国家标准。对直接接触食品的包装材料等具有较高风险的食品相关产品，按照国家有关工业产品生产许可证管理的规定实施生产许可。食品安全监督管理部门应当加强对食品相关产品生产活动的监督管理。

第四十二条 国家建立食品安全全程追溯制度。

食品生产经营者应当依照本法的规定，建立食品安全追溯体系，保证食品可追溯。国家鼓励食品生产经营者采用信息化手段采集、留存生产经营信息，建立食品安全追溯体系。

国务院食品安全监督管理部门会同国务院农业行政等有关部门建立食品安全全程追溯协作机制。

第四十三条 地方各级人民政府应当采取措施鼓励食品规模化生产和连锁经营、配送。

国家鼓励食品生产经营企业参加食品安全责任保险。

第二节 生产经营过程控制

第四十四条 食品生产经营企业应当建立健全食品安全管理制度，对职工进行食品安全知识培训，加强食品检验工作，依法从事生产经营活动。

食品生产经营企业的主要负责人应当落实企业食品安全管理制度，对本企业的食品安全工作全面负责。

食品生产经营企业应当配备食品安全管理人员，加强对其培训和考核。经考核不具备食品安全管理能力的，不得上岗。食品安全监督管理部门应当对企业食品安全管理人员随机进行监督抽查考核并公布考核情况。监督抽查考核不得收取费用。

第四十五条 食品生产经营者应当建立并执行从业人员健康管理制度。患有国务院卫生行政部门规定的有碍食品安全疾病的人员，不得从事接触直接入口食品的工作。

从事接触直接入口食品工作的食品生产经营人员应当每年进行健康检查，取得健康证明后方可上岗工作。

第四十六条 食品生产企业应当就下列事项制定并实施控制要求，保证所生产的食品符合食品安全标准：

（一）原料采购、原料验收、投料等原料控制；

（二）生产工序、设备、贮存、包装等生产关键环节控制；

（三）原料检验、半成品检验、成品出厂检验等检验控制；

（四）运输和交付控制。

第四十七条 食品生产经营者应当建立食品安全自查制度，定期对食品安全状况进行检查评价。生产经营条件发生变化，不再符合食品安全要求的，食品生产经营者应当立即采取整改措施；有发生食品安全事故潜在风险的，应当立即停止食品生产经营活动，并向所在地县级人民政府食品安全监督管理部门报告。

第四十八条 国家鼓励食品生产经营企业符合良好生产规范要求，实施危害分析与关键控制点体系，提高食品安全管理水平。

对通过良好生产规范、危害分析与关键控制点体系认证的食品生产经营企业，认证机构应当依法实施跟踪调查；对不再符合认证要求的企业，应当依法撤销认证，及时向县级以上人民政府食品安全监督管理部门通报，并向社会公布。认证机构实施跟踪调查不得收取费用。

第四十九条 食用农产品生产者应当按照食品安全标准和国家有关规定使用农药、肥料、兽药、饲料和饲料添加剂等农业投入品，严格执行农业投入品使用安全间隔期或者休药期的规定，不得使用国家明令禁止的农业投入品。禁止将剧毒、高毒农药用于蔬菜、瓜果、茶叶和中草药材等国家规定的农作物。

食用农产品的生产企业和农民专业合作经济组织应当建立农业投入品使用记录制度。

县级以上人民政府农业行政部门应当加强对农业投入品使用的监督管理和指导，

建立健全农业投入品安全使用制度。

第五十条 食品生产者采购食品原料、食品添加剂、食品相关产品，应当查验供货者的许可证和产品合格证明；对无法提供合格证明的食品原料，应当按照食品安全标准进行检验；不得采购或者使用不符合食品安全标准的食品原料、食品添加剂、食品相关产品。

食品生产企业应当建立食品原料、食品添加剂、食品相关产品进货查验记录制度，如实记录食品原料、食品添加剂、食品相关产品的名称、规格、数量、生产日期或者生产批号、保质期、进货日期以及供货者名称、地址、联系方式等内容，并保存相关凭证。记录和凭证保存期限不得少于产品保质期满后六个月；没有明确保质期的，保存期限不得少于二年。

第五十一条 食品生产企业应当建立食品出厂检验记录制度，查验出厂食品的检验合格证和安全状况，如实记录食品的名称、规格、数量、生产日期或者生产批号、保质期、检验合格证号、销售日期以及购货者名称、地址、联系方式等内容，并保存相关凭证。记录和凭证保存期限应当符合本法第五十条第二款的规定。

第五十二条 食品、食品添加剂、食品相关产品的生产者，应当按照食品安全标准对所生产的食品、食品添加剂、食品相关产品进行检验，检验合格后方可出厂或者销售。

第五十三条 食品经营者采购食品，应当查验供货者的许可证和食品出厂检验合格证或者其他合格证明（以下称合格证明文件）。

食品经营企业应当建立食品进货查验记录制度，如实记录食品的名称、规格、数量、生产日期或者生产批号、保质期、进货日期以及供货者名称、地址、联系方式等内容，并保存相关凭证。记录和凭证保存期限应当符合本法第五十条第二款的规定。

实行统一配送经营方式的食品经营企业，可以由企业总部统一查验供货者的许可证和食品合格证明文件，进行食品进货查验记录。

从事食品批发业务的经营企业应当建立食品销售记录制度，如实记录批发食品的名称、规格、数量、生产日期或者生产批号、保质期、销售日期以及购货者名称、地址、联系方式等内容，并保存相关凭证。记录和凭证保存期限应当符合本法第五十条第二款的规定。

第五十四条 食品经营者应当按照保证食品安全的要求贮存食品，定期检查库存食品，及时清理变质或者超过保质期的食品。

食品经营者贮存散装食品，应当在贮存位置标明食品的名称、生产日期或者生产批号、保质期、生产者名称及联系方式等内容。

第五十五条 餐饮服务提供者应当制定并实施原料控制要求，不得采购不符合食品安全标准的食品原料。倡导餐饮服务提供者公开加工过程，公示食品原料及其来源等信息。

餐饮服务提供者在加工过程中应当检查待加工的食品及原料，发现有本法第三十四条第六项规定情形的，不得加工或者使用。

第五十六条 餐饮服务提供者应当定期维护食品加工、贮存、陈列等设施、设备；定期清洗、校验保温设施及冷藏、冷冻设施。

餐饮服务提供者应当按照要求对餐具、饮具进行清洗消毒，不得使用未经清洗消毒的餐具、饮具；餐饮服务提供者委托清洗消毒餐具、饮具的，应当委托符合本法规定条件的餐具、饮具集中消毒服务单位。

第五十七条 学校、托幼机构、养老机构、建筑工地等集中用餐单位的食堂应当严格遵守法律、法规和食品安全标准；从供餐单位订餐的，应当从取得食品生产经营许可的企业订购，并按照要求对订购的食品进行查验。供餐单位应当严格遵守法律、法规和食品安全标准，当餐加工，确保食品安全。

学校、托幼机构、养老机构、建筑工地等集中用餐单位的主管部门应当加强对集中用餐单位的食品安全教育和日常管理，降低食品安全风险，及时消除食品安全隐患。

第五十八条 餐具、饮具集中消毒服务单位应当具备相应的作业场所、清洗消毒设备或者设施，用水和使用的洗涤剂、消毒剂应当符合相关食品安全国家标准和其他国家标准、卫生规范。

餐具、饮具集中消毒服务单位应当对消毒餐具、饮具进行逐批检验，检验合格后方可出厂，并应当随附消毒合格证明。消毒后的餐具、饮具应当在独立包装上标注单位名称、地址、联系方式、消毒日期以及使用期限等内容。

第五十九条 食品添加剂生产者应当建立食品添加剂出厂检验记录制度，查验出厂产品的检验合格证和安全状况，如实记录食品添加剂的名称、规格、数量、生产日期或者生产批号、保质期、检验合格证号、销售日期以及购货者名称、地址、联系方式等相关内容，并保存相关凭证。记录和凭证保存期限应当符合本法第五十条第二款的规定。

第六十条 食品添加剂经营者采购食品添加剂，应当依法查验供货者的许可证和产品合格证明文件，如实记录食品添加剂的名称、规格、数量、生产日期或者生产批号、保质期、进货日期以及供货者名称、地址、联系方式等内容，并保存相关凭证。记录和凭证保存期限应当符合本法第五十条第二款的规定。

第六十一条 集中交易市场的开办者、柜台出租者和展销会举办者，应当依法审查入场食品经营者的许可证，明确其食品安全管理责任，定期对其经营环境和条件进行检查，发现其有违反本法规定行为的，应当及时制止并立即报告所在地县级人民政府食品安全监督管理部门。

第六十二条 网络食品交易第三方平台提供者应当对入网食品经营者进行实名登记，明确其食品安全管理责任；依法应当取得许可证的，还应当审查其许可证。

网络食品交易第三方平台提供者发现入网食品经营者有违反本法规定行为的，应当及时制止并立即报告所在地县级人民政府食品安全监督管理部门；发现严重违法行为的，应当立即停止提供网络交易平台服务。

第六十三条 国家建立食品召回制度。食品生产者发现其生产的食品不符合食品安全标准或者有证据证明可能危害人体健康的，应当立即停止生产，召回已经上市销售的食品，通知相关生产经营者和消费者，并记录召回和通知情况。

食品经营者发现其经营的食品有前款规定情形的，应当立即停止经营，通知相关生产经营者和消费者，并记录停止经营和通知情况。食品生产者认为应当召回的，应当立即召回。由于食品经营者的原因造成其经营的食品有前款规定情形的，食品经营者应当召回。

食品生产经营者应当对召回的食品采取无害化处理、销毁等措施，防止其再次流入市场。但是，对因标签、标志或者说明书不符合食品安全标准而被召回的食品，食品生产者在采取补救措施且能保证食品安全的情况下可以继续销售；销售时应当向消费者明示补救措施。

食品生产经营者应当将食品召回和处理情况向所在地县级人民政府食品安全监督管理部门报告；需要对召回的食品进行无害化处理、销毁的，应当提前报告时间、地点。食品安全监督管理部门认为必要的，可以实施现场监督。

食品生产经营者未依照本条规定召回或者停止经营的，县级以上人民政府食品安全监督管理部门可以责令其召回或者停止经营。

第六十四条 食用农产品批发市场应当配备检验设备和检验人员或者委托符合本法规定的食品检验机构，对进入该批发市场销售的食用农产品进行抽样检验；发现不符合食品安全标准的，应当要求销售者立即停止销售，并向食品安全监督管理部门报告。

第六十五条 食用农产品销售者应当建立食用农产品进货查验记录制度，如实记录食用农产品的名称、数量、进货日期以及供货者名称、地址、联系方式等内容，并保存相关凭证。记录和凭证保存期限不得少于六个月。

第六十六条 进入市场销售的食用农产品在包装、保鲜、贮存、运输中使用保鲜剂、防腐剂等食品添加剂和包装材料等食品相关产品，应当符合食品安全国家标准。

第三节　标签、说明书和广告

第六十七条 预包装食品的包装上应当有标签。标签应当标明下列事项：

（一）名称、规格、净含量、生产日期；

（二）成分或者配料表；

（三）生产者的名称、地址、联系方式；

（四）保质期；

（五）产品标准代号；

（六）贮存条件；

（七）所使用的食品添加剂在国家标准中的通用名称；

（八）生产许可证编号；

（九）法律、法规或者食品安全标准规定应当标明的其他事项。

专供婴幼儿和其他特定人群的主辅食品，其标签还应当标明主要营养成分及其含量。

食品安全国家标准对标签标注事项另有规定的，从其规定。

第六十八条 食品经营者销售散装食品，应当在散装食品的容器、外包装上标明食品的名称、生产日期或者生产批号、保质期以及生产经营者名称、地址、联系方式等内容。

第六十九条 生产经营转基因食品应当按照规定显著标示。

第七十条 食品添加剂应当有标签、说明书和包装。标签、说明书应当载明本法第六十七条第一款第一项至第六项、第八项、第九项规定的事项，以及食品添加剂的使用范围、用量、使用方法，并在标签上载明“食品添加剂”字样。

第七十一条 食品和食品添加剂的标签、说明书，不得含有虚假内容，不得涉及疾病预防、治疗功能。生产经营者对其提供的标签、说明书的内容负责。

食品和食品添加剂的标签、说明书应当清楚、明显，生产日期、保质期等事项应当显著标注，容易辨识。

食品和食品添加剂与其标签、说明书的内容不符的，不得上市销售。

第七十二条 食品经营者应当按照食品标签标示的警示标志、警示说明或者注意事项的要求销售食品。

第七十三条 食品广告的内容应当真实合法，不得含有虚假内容，不得涉及疾病预防、治疗功能。食品生产经营者对食品广告内容的真实性、合法性负责。

县级以上人民政府食品安全监督管理部门和其他有关部门以及食品检验机构、食品行业协会不得以广告或者其他形式向消费者推荐食品。消费者组织不得以收取费用或者其他牟取利益的方式向消费者推荐食品。

第四节 特殊食品

第七十四条 国家对保健食品、特殊医学用途配方食品和婴幼儿配方食品等特殊食品实行严格监督管理。

第七十五条 保健食品声称保健功能，应当具有科学依据，不得对人体产生急性、亚急性或者慢性危害。

保健食品原料目录和允许保健食品声称的保健功能目录，由国务院食品安全监督管理部门会同国务院卫生行政部门、国家中医药管理部门制定、调整并公布。

保健食品原料目录应当包括原料名称、用量及其对应的功效；列入保健食品原料目录的原料只能用于保健食品生产，不得用于其他食品生产。

第七十六条 使用保健食品原料目录以外原料的保健食品和首次进口的保健食品应当经国务院食品安全监督管理部门注册。但是，首次进口的保健食品中属于补充维生素、矿物质等营养物质的，应当报国务院食品安全监督管理部门备案。其他保健食品应当报省、自治区、直辖市人民政府食品安全监督管理部门备案。

进口的保健食品应当是出口国（地区）主管部门准许上市销售的产品。

第七十七条 依法应当注册的保健食品，注册时应当提交保健食品的研发报告、产品配方、生产工艺、安全性和保健功能评价、标签、说明书等材料及样品，并提供相关证明文件。国务院食品安全监督管理部门经组织技术审评，对符合安全和功能声称要求的，准予注册；对不符合要求的，不予注册并书面说明理由。对使用保健食品原料目录以外原料的保健食品作出准予注册决定的，应当及时将该原料纳入保健食品原料目录。

依法应当备案的保健食品，备案时应当提交产品配方、生产工艺、标签、说明书以及表明产品安全性和保健功能的材料。

第七十八条 保健食品的标签、说明书不得涉及疾病预防、治疗功能，内容应当真实，与注册或者备案的内容相一致，载明适宜人群、不适宜人群、功效成分或者标志性成分及其含量等，并声明“本品不能代替药物”。保健食品的功能和成分应当与标签、说明书相一致。

第七十九条 保健食品广告除应当符合本法第七十三条第一款的规定外，还应当声明“本品不能代替药物”；其内容应当经生产企业所在地省、自治区、直辖市人民政府食品安全监督管理部门审查批准，取得保健食品广告批准文件。省、自治区、直辖市人民政府食品安全监督管理部门应当公布并及时更新已经批准的保健食品广告目录以及批准的广告内容。

第八十条 特殊医学用途配方食品应当经国务院食品安全监督管理部门注册。注册时，应当提交产品配方、生产工艺、标签、说明书以及表明产品安全性、营养充足性和特殊医学用途临床效果的材料。

特殊医学用途配方食品广告适用《中华人民共和国广告法》和其他法律、行政法规关于药品广告管理的规定。

第八十一条 婴幼儿配方食品生产企业应当实施从原料进厂到成品出厂的全过程

质量控制，对出厂的婴幼儿配方食品实施逐批检验，保证食品安全。

生产婴幼儿配方食品使用的生鲜乳、辅料等食品原料、食品添加剂等，应当符合法律、行政法规的规定和食品安全国家标准，保证婴幼儿生长发育所需的营养成分。

婴幼儿配方食品生产企业应当将食品原料、食品添加剂、产品配方及标签等事项向省、自治区、直辖市人民政府食品安全监督管理部门备案。

婴幼儿配方乳粉的产品配方应当经国务院食品安全监督管理部门注册。注册时，应当提交配方研发报告和其他表明配方科学性、安全性的材料。

不得以分装方式生产婴幼儿配方乳粉，同一企业不得用同一配方生产不同品牌的婴幼儿配方乳粉。

第八十二条 保健食品、特殊医学用途配方食品、婴幼儿配方乳粉的注册人或者备案人应当对其提交材料的真实性负责。

省级以上人民政府食品安全监督管理部门应当及时公布注册或者备案的保健食品、特殊医学用途配方食品、婴幼儿配方乳粉目录，并对注册或者备案中获知的企业商业秘密予以保密。

保健食品、特殊医学用途配方食品、婴幼儿配方乳粉生产企业应当按照注册或者备案的产品配方、生产工艺等技术要求组织生产。

第八十三条 生产保健食品，特殊医学用途配方食品、婴幼儿配方食品和其他专供特定人群的主辅食品的企业，应当按照良好生产规范的要求建立与所生产食品相适应的生产质量管理体系，定期对该体系的运行情况进行自查，保证其有效运行，并向所在地县级人民政府食品安全监督管理部门提交自查报告。

第五章 食品检验

第八十四条 食品检验机构按照国家有关认证认可的规定取得资质认定后，方可从事食品检验活动。但是，法律另有规定的除外。

食品检验机构的资质认定条件和检验规范，由国务院食品安全监督管理部门规定。

符合本法规定的食品检验机构出具的检验报告具有同等效力。

县级以上人民政府应当整合食品检验资源，实现资源共享。

第八十五条 食品检验由食品检验机构指定的检验人独立进行。

检验人应当依照有关法律、法规的规定，并按照食品安全标准和检验规范对食品进行检验，尊重科学，恪守职业道德，保证出具的检验数据和结论客观、公正，不得出具虚假检验报告。

第八十六条 食品检验实行食品检验机构与检验人负责制。食品检验报告应当加盖食品检验机构公章，并有检验人的签名或者盖章。食品检验机构和检验人对出具的食品检验报告负责。

第八十七条 县级以上人民政府食品安全监督管理部门应当对食品进行定期或者不定期的抽样检验，并依据有关规定公布检验结果，不得免检。进行抽样检验，应当购买抽取的样品，委托符合本法规定的食品检验机构进行检验，并支付相关费用；不得向食品生产经营者收取检验费和其他费用。

第八十八条 对依照本法规定实施的检验结论有异议的，食品生产经营者可以自收到检验结论之日起七个工作日内向实施抽样检验的食品安全监督管理部门或者其上一级食品安全监督管理部门提出复检申请，由受理复检申请的食品安全监督管理部门在公布的复检机构名录中随机确定复检机构进行复检。复检机构出具的复检结论为最终检验结论。复检机构与初检机构不得为同一机构。复检机构名录由国务院认证认可监督管理、食品安全监督管理、卫生行政、农业行政等部门共同公布。

采用国家规定的快速检测方法对食用农产品进行抽查检测，被抽查人对检测结果有异议的，可以自收到检测结果时起四小时内申请复检。复检不得采用快速检测方法。

第八十九条 食品生产企业可以自行对所生产的食品进行检验，也可以委托符合本法规定的食品检验机构进行检验。

食品行业协会和消费者协会等组织、消费者需要委托食品检验机构对食品进行检验的，应当委托符合本法规定的食品检验机构进行。

第九十条 食品添加剂的检验，适用本法有关食品检验的规定。

第六章 食品进出口

第九十一条 国家出入境检验检疫部门对进出口食品安全实施监督管理。

第九十二条 进口的食品、食品添加剂、食品相关产品应当符合我国食品安全国家标准。

进口的食品、食品添加剂应当经出入境检验检疫机构依照进出口商品检验相关法律、行政法规的规定检验合格。

进口的食品、食品添加剂应当按照国家出入境检验检疫部门的要求随附合格证明材料。

第九十三条 进口尚无食品安全国家标准的食品，由境外出口商、境外生产企业或者其委托的进口商向国务院卫生行政部门提交所执行的相关国家（地区）标准或者国际标准。国务院卫生行政部门对相关标准进行审查，认为符合食品安全要求的，决定暂予适用，并及时制定相应的食品安全国家标准。进口利用新的食品原料生产的食品或者进口食品添加剂新品种、食品相关产品新品种，依照本法第三十七条的规定办理。

出入境检验检疫机构按照国务院卫生行政部门的要求，对前款规定的食品、食品添加剂、食品相关产品进行检验。检验结果应当公开。

第九十四条 境外出口商、境外生产企业应当保证向我国出口的食品、食品添加剂、食品相关产品符合本法以及我国其他有关法律、行政法规的规定和食品安全国家标准的要求，并对标签、说明书的内容负责。

进口商应当建立境外出口商、境外生产企业审核制度，重点审核前款规定的内容；审核不合格的，不得进口。

发现进口食品不符合我国食品安全国家标准或者有证据证明可能危害人体健康的，进口商应当立即停止进口，并依照本法第六十三条的规定召回。

第九十五条 境外发生的食品安全事件可能对我国境内造成影响，或者在进口食品、食品添加剂、食品相关产品中发现严重食品安全问题的，国家出入境检验检疫部门应当及时采取风险预警或者控制措施，并向国务院食品安全监督管理、卫生行政、农业行政部门通报。接到通报的部门应当及时采取相应措施。

县级以上人民政府食品安全监督管理部门对国内市场上销售的进口食品、食品添加剂实施监督管理。发现存在严重食品安全问题的，国务院食品安全监督管理部门应当及时向国家出入境检验检疫部门通报。国家出入境检验检疫部门应当及时采取相应措施。

第九十六条 向我国境内出口食品的境外出口商或者代理商、进口食品的进口商应当向国家出入境检验检疫部门备案。向我国境内出口食品的境外食品生产企业应当经国家出入境检验检疫部门注册。已经注册的境外食品生产企业提供虚假材料，或者因其自身的原因致使进口食品发生重大食品安全事故的，国家出入境检验检疫部门应当撤销注册并公告。

国家出入境检验检疫部门应当定期公布已经备案的境外出口商、代理商、进口商和已经注册的境外食品生产企业名单。

第九十七条 进口的预包装食品、食品添加剂应当有中文标签；依法应当有说明书的，还应当有中文说明书。标签、说明书应当符合本法以及我国其他有关法律、行政法规的规定和食品安全国家标准的要求，并载明食品的原产地以及境内代理商的名称、地址、联系方式。预包装食品没有中文标签、中文说明书或者标签、说明书不符合本条规定的，不得进口。

第九十八条 进口商应当建立食品、食品添加剂进口和销售记录制度，如实记录食品、食品添加剂的名称、规格、数量、生产日期、生产或者进口批号、保质期、境外出口商和购货者名称、地址及联系方式、交货日期等内容，并保存相关凭证。记录和凭证保存期限应当符合本法第五十条第二款的规定。

第九十九条 出口食品生产企业应当保证其出口食品符合进口国（地区）的标准或者合同要求。

出口食品生产企业和出口食品原料种植、养殖场应当向国家出入境检验检疫部门备案。

第一百条 国家出入境检验检疫部门应当收集、汇总下列进出口食品安全信息，并及时通报相关部门、机构和企业：

（一）出入境检验检疫机构对进出口食品实施检验检疫发现的食品安全信息；

（二）食品行业协会和消费者协会等组织、消费者反映的进口食品安全信息；

（三）国际组织、境外政府机构发布的风险预警信息及其他食品安全信息，以及境外食品行业协会等组织、消费者反映的食品安全信息；

（四）其他食品安全信息。

国家出入境检验检疫部门应当对进出口食品的进口商、出口商和出口食品生产企业实施信用管理，建立信用记录，并依法向社会公布。对有不良记录的进口商、出口商和出口食品生产企业，应当加强对其进出口食品的检验检疫。

第一百零一条 国家出入境检验检疫部门可以对向我国境内出口食品的国家（地区）的食品安全管理体系和食品安全状况进行评估和审查，并根据评估和审查结果，确定相应检验检疫要求。

第七章 食品安全事故处置

第一百零二条 国务院组织制定国家食品安全事故应急预案。

县级以上地方人民政府应当根据有关法律、法规的规定和上级人民政府的食品安全事故应急预案以及本行政区域的实际情况，制定本行政区域的食品安全事故应急预案，并报上一级人民政府备案。

食品安全事故应急预案应当对食品安全事故分级、事故处置组织指挥体系与职责、预防预警机制、处置程序、应急保障措施等作出规定。

食品生产经营企业应当制定食品安全事故处置方案，定期检查本企业各项食品安全防范措施的落实情况，及时消除事故隐患。

第一百零三条 发生食品安全事故的单位应当立即采取措施，防止事故扩大。事故单位和接收病人进行治疗的单位应当及时向事故发生地县级人民政府食品安全监督管理、卫生行政部门报告。

县级以上人民政府农业行政等部门在日常监督管理中发现食品安全事故或者接到事故举报，应当立即向同级食品安全监督管理部门通报。

发生食品安全事故，接到报告的县级人民政府食品安全监督管理部门应当按照应急预案的规定向本级人民政府和上级人民政府食品安全监督管理部门报告。县级人民政府和上级人民政府食品安全监督管理部门应当按照应急预案的规定上报。

任何单位和个人不得对食品安全事故隐瞒、谎报、缓报，不得隐匿、伪造、毁灭有关证据。

第一百零四条 医疗机构发现其接收的病人属于食源性疾病病人或者疑似病人的，应当按照规定及时将相关信息向所在地县级人民政府卫生行政部门报告。县级人民政府卫生行政部门认为与食品安全有关的，应当及时通报同级食品安全监督管理部门。

县级以上人民政府卫生行政部门在调查处理传染病或者其他突发公共卫生事件中发现与食品安全相关的信息，应当及时通报同级食品安全监督管理部门。

第一百零五条 县级以上人民政府食品安全监督管理部门接到食品安全事故的报告后，应当立即会同同级卫生行政、农业行政等部门进行调查处理，并采取下列措施，防止或者减轻社会危害：

（一）开展应急救援工作，组织救治因食品安全事故导致人身伤害的人员；

（二）封存可能导致食品安全事故的食品及其原料，并立即进行检验；对确认属于被污染的食品及其原料，责令食品生产经营者依照本法第六十三条的规定召回或者停止经营；

（三）封存被污染的食品相关产品，并责令进行清洗消毒；

（四）做好信息发布工作，依法对食品安全事故及其处理情况进行发布，并对可能产生的危害加以解释、说明。

发生食品安全事故需要启动应急预案的，县级以上人民政府应当立即成立事故处置指挥机构，启动应急预案，依照前款和应急预案的规定进行处置。

发生食品安全事故，县级以上疾病预防控制机构应当对事故现场进行卫生处理，并对与事故有关的因素开展流行病学调查，有关部门应当予以协助。县级以上疾病预防控制机构应当向同级食品安全监督管理、卫生行政部门提交流行病学调查报告。

第一百零六条 发生食品安全事故，设区的市级以上人民政府食品安全监督管理部门应当立即会同有关部门进行事故责任调查，督促有关部门履行职责，向本级人民政府和上一级人民政府食品安全监督管理部门提出事故责任调查处理报告。

涉及两个以上省、自治区、直辖市的重大食品安全事故由国务院食品安全监督管理部门依照前款规定组织事故责任调查。

第一百零七条 调查食品安全事故，应当坚持实事求是、尊重科学的原则，及时、准确查清事故性质和原因，认定事故责任，提出整改措施。

调查食品安全事故，除了查明事故单位的责任，还应当查明有关监督管理部门、食品检验机构、认证机构及其工作人员的责任。

第一百零八条 食品安全事故调查部门有权向有关单位和个人了解与事故有关的情况，并要求提供相关资料和样品。有关单位和个人应当予以配合，按照要求提供相关资料和样品，不得拒绝。

任何单位和个人不得阻挠、干涉食品安全事故的调查处理。

第八章 监督管理

第一百零九条 县级以上人民政府食品安全监督管理部门根据食品安全风险监测、风险评估结果和食品安全状况等，确定监督管理的重点、方式和频次，实施风险分级管理。

县级以上地方人民政府组织本级食品安全监督管理、农业行政等部门制定本行政区域的食品安全年度监督管理计划，向社会公布并组织实施。

食品安全年度监督管理计划应当将下列事项作为监督管理的重点：

（一）专供婴幼儿和其他特定人群的主辅食品；

（二）保健食品生产过程中的添加行为和按照注册或者备案的技术要求组织生产的情况，保健食品标签、说明书以及宣传材料中有关功能宣传的情况；

（三）发生食品安全事故风险较高的食品生产经营者；

（四）食品安全风险监测结果表明可能存在食品安全隐患的事项。

第一百一十条 县级以上人民政府食品安全监督管理部门履行食品安全监督管理职责，有权采取下列措施，对生产经营者遵守本法的情况进行监督检查：

（一）进入生产经营场所实施现场检查；

（二）对生产经营的食品、食品添加剂、食品相关产品进行抽样检验；

（三）查阅、复制有关合同、票据、账簿以及其他有关资料；

（四）查封、扣押有证据证明不符合食品安全标准或者有证据证明存在安全隐患以及用于违法生产经营的食品、食品添加剂、食品相关产品；

（五）查封违法从事生产经营活动的场所。

第一百一十一条 对食品安全风险评估结果证明食品存在安全隐患，需要制定、修订食品安全标准的，在制定、修订食品安全标准前，国务院卫生行政部门应当及时会同国务院有关部门规定食品中有害物质的临时限量值和临时检验方法，作为生产经营和监督管理的依据。

第一百一十二条 县级以上人民政府食品安全监督管理部门在食品安全监督管理工作中可以采用国家规定的快速检测方法对食品进行抽查检测。

对抽查检测结果表明可能不符合食品安全标准的食品，应当依照本法第八十七条的规定进行检验。抽查检测结果确定有关食品不符合食品安全标准的，可以作为行政处罚的依据。

第一百一十三条 县级以上人民政府食品安全监督管理部门应当建立食品生产经营者食品安全信用档案，记录许可颁发、日常监督检查结果、违法行为查处等情况，依法向社会公布并实时更新；对有不良信用记录的食品生产经营者增加监督检查频次，对违法行为情节严重的食品生产经营者，可以通报投资主管部门、证券监督管理机构和有关的金融机构。

第一百一十四条 食品生产经营过程中存在食品安全隐患，未及时采取措施消除的，县级以上人民政府食品安全监督管理部门可以对食品生产经营者的法定代表人或者主要负责人进行责任约谈。食品生产经营者应当立即采取措施，进行整改，消除隐患。责任约谈情况和整改情况应当纳入食品生产经营者食品安全信用档案。

第一百一十五条 县级以上人民政府食品安全监督管理等部门应当公布本部门的电子邮件地址或者电话，接受咨询、投诉、举报。接到咨询、投诉、举报，对属于本部门职责的，应当受理并在法定期限内及时答复、核实、处理；对不属于本部门职责的，应当移交有权处理的部门并书面通知咨询、投诉、举报人。有权处理的部门应当在法定期限内及时处理，不得推诿。对查证属实的举报，给予举报人奖励。

有关部门应当对举报人的信息予以保密，保护举报人的合法权益。举报人举报所在企业的，该企业不得以解除、变更劳动合同或者其他方式对举报人进行打击报复。

第一百一十六条 县级以上人民政府食品安全监督管理等部门应当加强对执法人员食品安全法律、法规、标准和专业知识与执法能力等的培训，并组织考核。不具备相应知识和能力的，不得从事食品安全执法工作。

食品生产经营者、食品行业协会、消费者协会等发现食品安全执法人员在执法过程中有违反法律、法规规定的行为以及不规范执法行为的，可以向本级或者上级人民政府食品安全监督管理等部门或者监察机关投诉、举报。接到投诉、举报的部门或者机关应当进行核实，并将经核实的情况向食品安全执法人员所在部门通报；涉嫌违法违纪的，按照本法和有关规定处理。

第一百一十七条 县级以上人民政府食品安全监督管理等部门未及时发现食品安全系统性风险，未及时消除监督管理区域内的食品安全隐患的，本级人民政府可以对其主要负责人进行责任约谈。

地方人民政府未履行食品安全职责，未及时消除区域性重大食品安全隐患的，上级人民政府可以对其主要负责人进行责任约谈。

被约谈的食品安全监督管理等部门、地方人民政府应当立即采取措施，对食品安全监督管理工作进行整改。

责任约谈情况和整改情况应当纳入地方人民政府和有关部门食品安全监督管理工

作评议、考核记录。

第一百一十八条 国家建立统一的食品安全信息平台，实行食品安全信息统一公布制度。国家食品安全总体情况、食品安全风险警示信息、重大食品安全事故及其调查处理信息和国务院确定需要统一公布的其他信息由国务院食品安全监督管理部门统一公布。食品安全风险警示信息和重大食品安全事故及其调查处理信息的影响限于特定区域的，也可以由有关省、自治区、直辖市人民政府食品安全监督管理部门公布。未经授权不得发布上述信息。

县级以上人民政府食品安全监督管理、农业行政部门依据各自职责公布食品安全日常监督管理信息。

公布食品安全信息，应当做到准确、及时，并进行必要的解释说明，避免误导消费者和社会舆论。

第一百一十九条 县级以上地方人民政府食品安全监督管理、卫生行政、农业行政部门获知本法规定需要统一公布的信息，应当向上级主管部门报告，由上级主管部门立即报告国务院食品安全监督管理部门；必要时，可以直接向国务院食品安全监督管理部门报告。

县级以上人民政府食品安全监督管理、卫生行政、农业行政部门应当相互通报获知的食品安全信息。

第一百二十条 任何单位和个人不得编造、散布虚假食品安全信息。

县级以上人民政府食品安全监督管理部门发现可能误导消费者和社会舆论的食品安全信息，应当立即组织有关部门、专业机构、相关食品生产经营者等进行核实、分析，并及时公布结果。

第一百二十一条 县级以上人民政府食品安全监督管理等部门发现涉嫌食品安全犯罪的，应当按照有关规定及时将案件移送公安机关。对移送的案件，公安机关应当及时审查；认为有犯罪事实需要追究刑事责任的，应当立案侦查。

公安机关在食品安全犯罪案件侦查过程中认为没有犯罪事实，或者犯罪事实显著轻微，不需要追究刑事责任，但依法应当追究行政责任的，应当及时将案件移送食品安全监督管理等部门和监察机关，有关部门应当依法处理。

公安机关商请食品安全监督管理、生态环境等部门提供检验结论、认定意见以及对涉案物品进行无害化处理等协助的，有关部门应当及时提供，予以协助。

第九章 法律责任

第一百二十二条 违反本法规定，未取得食品生产经营许可从事食品生产经营活动，或者未取得食品添加剂生产许可从事食品添加剂生产活动的，由县级以上人民政府食品安全监督管理部门没收违法所得和违法生产经营的食品、食品添加剂以及用于违法生产经营的工具、设备、原料等物品；违法生产经营的食品、食品添加剂货值金额不足一万元的，并处五万元以上十万元以下罚款；货值金额一万元以上的，并处货值金额十倍以上二十倍以下罚款。

明知从事前款规定的违法行为，仍为其提供生产经营场所或者其他条件的，由县级以上人民政府食品安全监督管理部门责令停止违法行为，没收违法所得，并处五万元以上十万元以下罚款；使消费者的合法权益受到损害的，应当与食品、食品添加剂生产经营者承担连带责任。

第一百二十三条 违反本法规定，有下列情形之一，尚不构成犯罪的，由县级以上人民政府食品安全监督管理部门没收违法所得和违法生产经营的食品，并可以没收用于违法生产经营的工具、设备、原料等物品；违法生产经营的食品货值金额不足一万元的，并处十万元以上十五万元以下罚款；货值金额一万元以上的，并处货值金额十五倍以上三十倍以下罚款；情节严重的，吊销许可证，并可以由公安机关对其直接负责的主管人员和其他直接责任人员处五日以上十五日以下拘留：

（一）用非食品原料生产食品、在食品中添加食品添加剂以外的化学物质和其他可能危害人体健康的物质，或者用回收食品作为原料生产食品，或者经营上述食品；

（二）生产经营营养成分不符合食品安全标准的专供婴幼儿和其他特定人群的主辅食品；

（三）经营病死、毒死或者死因不明的禽、畜、兽、水产动物肉类，或者生产经营其制品；

（四）经营未按规定进行检疫或者检疫不合格的肉类，或者生产经营未经检验或者检验不合格的肉类制品；

（五）生产经营国家为防病等特殊需要明令禁止生产经营的食品；

（六）生产经营添加药品的食品。

明知从事前款规定的违法行为，仍为其提供生产经营场所或者其他条件的，由县级以上人民政府食品安全监督管理部门责令停止违法行为，没收违法所得，并处十万元以上二十万元以下罚款；使消费者的合法权益受到损害的，应当与食品生产经营者承担连带责任。

违法使用剧毒、高毒农药的，除依照有关法律、法规规定给予处罚外，可以由公安机关依照第一款规定给予拘留。

第一百二十四条 违反本法规定，有下列情形之一，尚不构成犯罪的，由县级以上人民政府食品安全监督管理部门没收违法所得和违法生产经营的食品、食品添加剂，并可以没收用于违法生产经营的工具、设备、原料等物品；违法生产经营的食品、食品添加剂货值金额不足一万元的，并处五万元以上十万元以下罚款；货值金额一万元以上的，并处货值金额十倍以上二十倍以下罚款；情节严重的，吊销许可证：

（一）生产经营致病性微生物，农药残留、兽药残留、生物毒素、重金属等污染物质以及其他危害人体健康的物质含量超过食品安全标准限量的食品、食品添加剂；

（二）用超过保质期的食品原料、食品添加剂生产食品、食品添加剂，或者经营上述食品、食品添加剂；

（三）生产经营超范围、超限量使用食品添加剂的食品；

（四）生产经营腐败变质、油脂酸败、霉变生虫、污秽不洁、混有异物、掺假掺杂或者感官性状异常的食品、食品添加剂；

（五）生产经营标注虚假生产日期、保质期或者超过保质期的食品、食品添加剂；

（六）生产经营未按规定注册的保健食品、特殊医学用途配方食品、婴幼儿配方乳粉，或者未按注册的产品配方、生产工艺等技术要求组织生产；

（七）以分装方式生产婴幼儿配方乳粉，或者同一企业以同一配方生产不同品牌的婴幼儿配方乳粉；

（八）利用新的食品原料生产食品，或者生产食品添加剂新品种，未通过安全性评估；

（九）食品生产经营者在食品安全监督管理部门责令其召回或者停止经营后，仍拒不召回或者停止经营。

除前款和本法第一百二十三条、第一百二十五条规定的情形外，生产经营不符合法律、法规或者食品安全标准的食品、食品添加剂的，依照前款规定给予处罚。

生产食品相关产品新品种，未通过安全性评估，或者生产不符合食品安全标准的食品相关产品的，由县级以上人民政府食品安全监督管理部门依照第一款规定给予处罚。

第一百二十五条 违反本法规定，有下列情形之一的，由县级以上人民政府食品安全监督管理部门没收违法所得和违法生产经营的食品、食品添加剂，并可以没收用于违法生产经营的工具、设备、原料等物品；违法生产经营的食品、食品添加剂货值金额不足一万元的，并处五千元以上五万元以下罚款；货值金额一万元以上的，并处货值金额五倍以上十倍以下罚款；情节严重的，责令停产停业，直至吊销许可证：

（一）生产经营被包装材料、容器、运输工具等污染的食品、食品添加剂；

（二）生产经营无标签的预包装食品、食品添加剂或者标签、说明书不符合本法规定的食品、食品添加剂；

（三）生产经营转基因食品未按规定进行标示；

（四）食品生产经营者采购或者使用不符合食品安全标准的食品原料、食品添加剂、食品相关产品。

生产经营的食品、食品添加剂的标签、说明书存在瑕疵但不影响食品安全且不会对消费者造成误导的，由县级以上人民政府食品安全监督管理部门责令改正；拒不改正的，处二千元以下罚款。

第一百二十六条 违反本法规定，有下列情形之一的，由县级以上人民政府食品安全监督管理部门责令改正，给予警告；拒不改正的，处五千元以上五万元以下罚款；情节严重的，责令停产停业，直至吊销许可证：

（一）食品、食品添加剂生产者未按规定对采购的食品原料和生产的食品、食品添加剂进行检验；

（二）食品生产经营企业未按规定建立食品安全管理制度，或者未按规定配备或者培训、考核食品安全管理人员；

（三）食品、食品添加剂生产经营者进货时未查验许可证和相关证明文件，或者未按规定建立并遵守进货查验记录、出厂检验记录和销售记录制度；

（四）食品生产经营企业未制定食品安全事故处置方案；

（五）餐具、饮具和盛放直接入口食品的容器，使用前未经洗净、消毒或者清洗消毒不合格，或者餐饮服务设施、设备未按规定定期维护、清洗、校验；

（六）食品生产经营者安排未取得健康证明或者患有国务院卫生行政部门规定的有碍食品安全疾病的人员从事接触直接入口食品的工作；

（七）食品经营者未按规定要求销售食品；

（八）保健食品生产企业未按规定向食品安全监督管理部门备案，或者未按备案的产品配方、生产工艺等技术要求组织生产；

（九）婴幼儿配方食品生产企业未将食品原料、食品添加剂、产品配方、标签等向食品安全监督管理部门备案；

（十）特殊食品生产企业未按规定建立生产质量管理体系并有效运行，或者未定期提交自查报告；

（十一）食品生产经营者未定期对食品安全状况进行检查评价，或者生产经营条件发生变化，未按规定处理；

（十二）学校、托幼机构、养老机构、建筑工地等集中用餐单位未按规定履行食品安全管理责任；

（十三）食品生产企业、餐饮服务提供者未按规定制定、实施生产经营过程控制要求。

餐具、饮具集中消毒服务单位违反本法规定用水，使用洗涤剂、消毒剂，或者出厂的餐具、饮具未按规定检验合格并随附消毒合格证明，或者未按规定在独立包装上标注相关内容的，由县级以上人民政府卫生行政部门依照前款规定给予处罚。

食品相关产品生产者未按规定对生产的食品相关产品进行检验的，由县级以上人民政府食品安全监督管理部门依照第一款规定给予处罚。

食用农产品销售者违反本法第六十五条规定的，由县级以上人民政府食品安全监督管理部门依照第一款规定给予处罚。

第一百二十七条 对食品生产加工小作坊、食品摊贩等的违法行为的处罚，依照省、自治区、直辖市制定的具体管理办法执行。

第一百二十八条 违反本法规定，事故单位在发生食品安全事故后未进行处置、报告的，由有关主管部门按照各自职责分工责令改正，给予警告；隐匿、伪造、毁灭有关证据的，责令停产停业，没收违法所得，并处十万元以上五十万元以下罚款；造成严重后果的，吊销许可证。

第一百二十九条 违反本法规定，有下列情形之一的，由出入境检验检疫机构依照本法第一百二十四条的规定给予处罚：

（一）提供虚假材料，进口不符合我国食品安全国家标准的食品、食品添加剂、食品相关产品；

（二）进口尚无食品安全国家标准的食品，未提交所执行的标准并经国务院卫生行政部门审查，或者进口利用新的食品原料生产的食品或者进口食品添加剂新品种、食品相关产品新品种，未通过安全性评估；

（三）未遵守本法的规定出口食品；

（四）进口商在有关主管部门责令其依照本法规定召回进口的食品后，仍拒不召回。

违反本法规定，进口商未建立并遵守食品、食品添加剂进口和销售记录制度、境外出口商或者生产企业审核制度的，由出入境检验检疫机构依照本法第一百二十六条的规定给予处罚。

第一百三十条 违反本法规定，集中交易市场的开办者、柜台出租者、展销会的举办者允许未依法取得许可的食品经营者进入市场销售食品，或者未履行检查、报告等义务的，由县级以上人民政府食品安全监督管理部门责令改正，没收违法所得，并处五万元以上二十万元以下罚款；造成严重后果的，责令停业，直至由原发证部门吊销许可证；使消费者的合法权益受到损害的，应当与食品经营者承担连带责任。

食用农产品批发市场违反本法第六十四条规定的，依照前款规定承担责任。

第一百三十一条 违反本法规定，网络食品交易第三方平台提供者未对入网食品经营者进行实名登记、审查许可证，或者未履行报告、停止提供网络交易平台服务等义务的，由县级以上人民政府食品安全监督管理部门责令改正，没收违法所得，并处五万元以上二十万元以下罚款；造成严重后果的，责令停业，直至由原发证部门吊销许可证；使消费者的合法权益受到损害的，应当与食品经营者承担连带责任。

消费者通过网络食品交易第三方平台购买食品，其合法权益受到损害的，可以向入网食品经营者或者食品生产者要求赔偿。网络食品交易第三方平台提供者不能提供入网食品经营者的真实名称、地址和有效联系方式的，由网络食品交易第三方平台提供者赔偿。网络食品交易第三方平台提供者赔偿后，有权向入网食品经营者或者食品生产者追偿。网络食品交易第三方平台提供者作出更有利于消费者承诺的，应当履行其承诺。

第一百三十二条 违反本法规定，未按要求进行食品贮存、运输和装卸的，由县级以上人民政府食品安全监督管理等部门按照各自职责分工责令改正，给予警告；拒不改正的，责令停产停业，并处一万元以上五万元以下罚款；情节严重的，吊销许可证。

第一百三十三条 违反本法规定，拒绝、阻挠、干涉有关部门、机构及其工作人员依法开展食品安全监督检查、事故调查处理、风险监测和风险评估的，由有关主管部门按照各自职责分工责令停产停业，并处二千元以上五万元以下罚款；情节严重的，吊销许可证；构成违反治安管理行为的，由公安机关依法给予治安管理处罚。

违反本法规定，对举报人以解除、变更劳动合同或者其他方式打击报复的，应当依照有关法律的规定承担责任。

第一百三十四条 食品生产经营者在一年内累计三次因违反本法规定受到责令停产停业、吊销许可证以外处罚的，由食品安全监督管理部门责令停产停业，直至吊销许可证。

第一百三十五条 被吊销许可证的食品生产经营者及其法定代表人、直接负责的主管人员和其他直接责任人员自处罚决定作出之日起五年内不得申请食品生产经营许可，或者从事食品生产经营管理工作、担任食品生产经营企业食品安全管理人员。

因食品安全犯罪被判处有期徒刑以上刑罚的，终身不得从事食品生产经营管理工作，也不得担任食品生产经营企业食品安全管理人员。

食品生产经营者聘用人员违反前两款规定的，由县级以上人民政府食品安全监督管理部门吊销许可证。

第一百三十六条 食品经营者履行了本法规定的进货查验等义务，有充分证据证明其不知道所采购的食品不符合食品安全标准，并能如实说明其进货来源的，可以免予处罚，但应当依法没收其不符合食品安全标准的食品；造成人身、财产或者其他损害的，依法承担赔偿责任。

第一百三十七条 违反本法规定，承担食品安全风险监测、风险评估工作的技术机构、技术人员提供虚假监测、评估信息的，依法对技术机构直接负责的主管人员和技术人员给予撤职、开除处分；有执业资格的，由授予其资格的主管部门吊销执业证书。

第一百三十八条 违反本法规定，食品检验机构、食品检验人员出具虚假检验报告的，由授予其资质的主管部门或者机构撤销该食品检验机构的检验资质，没收所收取的检验费用，并处检验费用五倍以上十倍以下罚款，检验费用不足一万元的，并处五万元以上十万元以下罚款；依法对食品检验机构直接负责的主管人员和食品检验人员给予撤职或者开除处分；导致发生重大食品安全事故的，对直接负责的主管人员和食品检验人员给予开除处分。

违反本法规定，受到开除处分的食品检验机构人员，自处分决定作出之日起十年内不得从事食品检验工作；因食品安全违法行为受到刑事处罚或者因出具虚假检验报告导致发生重大食品安全事故受到开除处分的食品检验机构人员，终身不得从事食品检验工作。食品检验机构聘用不得从事食品检验工作的人员的，由授予其资质的主管部门或者机构撤销该食品检验机构的检验资质。

食品检验机构出具虚假检验报告，使消费者的合法权益受到损害的，应当与食品生产经营者承担连带责任。

第一百三十九条 违反本法规定，认证机构出具虚假认证结论，由认证认可监督管理部门没收所收取的认证费用，并处认证费用五倍以上十倍以下罚款，认证费用不足一万元的，并处五万元以上十万元以下罚款；情节严重的，责令停业，直至撤销认证机构批准文件，并向社会公布；对直接负责的主管人员和负有直接责任的认证人员，撤销其执业资格。

认证机构出具虚假认证结论，使消费者的合法权益受到损害的，应当与食品生产经营者承担连带责任。

第一百四十条 违反本法规定，在广告中对食品作虚假宣传，欺骗消费者，或者发布未取得批准文件、广告内容与批准文件不一致的保健食品广告的，依照《中华人民共和国广告法》的规定给予处罚。

广告经营者、发布者设计、制作、发布虚假食品广告，使消费者的合法权益受到损害的，应当与食品生产经营者承担连带责任。

社会团体或者其他组织、个人在虚假广告或者其他虚假宣传中向消费者推荐食品，使消费者的合法权益受到损害的，应当与食品生产经营者承担连带责任。

违反本法规定，食品安全监督管理等部门、食品检验机构、食品行业协会以广告或者其他形式向消费者推荐食品，消费者组织以收取费用或者其他牟取利益的方式向消费者推荐食品的，由有关主管部门没收违法所得，依法对直接负责的主管人员和其他直接责任人员给予记大过、降级或者撤职处分；情节严重的，给予开除处分。

对食品作虚假宣传且情节严重的，由省级以上人民政府食品安全监督管理部门决定暂停销售该食品，并向社会公布；仍然销售该食品的，由县级以上人民政府食品安全监督管理部门没收违法所得和违法销售的食品，并处二万元以上五万元以下罚款。

第一百四十一条 违反本法规定，编造、散布虚假食品安全信息，构成违反治安管理行为的，由公安机关依法给予治安管理处罚。

媒体编造、散布虚假食品安全信息的，由有关主管部门依法给予处罚，并对直接负责的主管人员和其他直接责任人员给予处分；使公民、法人或者其他组织的合法权益受到损害的，依法承担消除影响、恢复名誉、赔偿损失、赔礼道歉等民事责任。

第一百四十二条 违反本法规定，县级以上地方人民政府有下列行为之一的，对直接负责的主管人员和其他直接责任人员给予记大过处分；情节较重的，给予降级或者撤职处分；情节严重的，给予开除处分；造成严重后果的，其主要负责人还应当引咎辞职：

（一）对发生在本行政区域内的食品安全事故，未及时组织协调有关部门开展有效处置，造成不良影响或者损失；

（二）对本行政区域内涉及多环节的区域性食品安全问题，未及时组织整治，造成不良影响或者损失；

（三）隐瞒、谎报、缓报食品安全事故；

（四）本行政区域内发生特别重大食品安全事故，或者连续发生重大食品安全事故。

第一百四十三条 违反本法规定，县级以上地方人民政府有下列行为之一的，对直接负责的主管人员和其他直接责任人员给予警告、记过或者记大过处分；造成严重后果的，给予降级或者撤职处分：

（一）未确定有关部门的食品安全监督管理职责，未建立健全食品安全全程监督管理工作机制和信息共享机制，未落实食品安全监督管理责任制；

（二）未制定本行政区域的食品安全事故应急预案，或者发生食品安全事故后未按规定立即成立事故处置指挥机构、启动应急预案。

第一百四十四条 违反本法规定，县级以上人民政府食品安全监督管理、卫生行政、农业行政等部门有下列行为之一的，对直接负责的主管人员和其他直接责任人员给予记大过处分；情节较重的，给予降级或者撤职处分；情节严重的，给予开除处分；造成严重后果的，其主要负责人还应当引咎辞职：

（一）隐瞒、谎报、缓报食品安全事故；

（二）未按规定查处食品安全事故，或者接到食品安全事故报告未及时处理，造成事故扩大或者蔓延；

（三）经食品安全风险评估得出食品、食品添加剂、食品相关产品不安全结论后，未及时采取相应措施，造成食品安全事故或者不良社会影响；

（四）对不符合条件的申请人准予许可，或者超越法定职权准予许可；

（五）不履行食品安全监督管理职责，导致发生食品安全事故。

第一百四十五条 违反本法规定，县级以上人民政府食品安全监督管理、卫生行政、农业行政等部门有下列行为之一，造成不良后果的，对直接负责的主管人员和其他直接责任人员给予警告、记过或者记大过处分；情节较重的，给予降级或者撤职处分；情节严重的，给予开除处分：

（一）在获知有关食品安全信息后，未按规定向上级主管部门和本级人民政府报告，或者未按规定相互通报；

（二）未按规定公布食品安全信息；

（三）不履行法定职责，对查处食品安全违法行为不配合，或者滥用职权、玩忽职守、徇私舞弊。

第一百四十六条 食品安全监督管理等部门在履行食品安全监督管理职责过程中，违法实施检查、强制等执法措施，给生产经营者造成损失的，应当依法予以赔偿，对直接负责的主管人员和其他直接责任人员依法给予处分。

第一百四十七条 违反本法规定，造成人身、财产或者其他损害的，依法承担赔偿责任。生产经营者财产不足以同时承担民事赔偿责任和缴纳罚款、罚金时，先承担民事赔偿责任。

第一百四十八条 消费者因不符合食品安全标准的食品受到损害的，可以向经营者要求赔偿损失，也可以向生产者要求赔偿损失。接到消费者赔偿要求的生产经营者，应当实行首负责任制，先行赔付，不得推诿；属于生产者责任的，经营者赔偿后有权向生产者追偿；属于经营者责任的，生产者赔偿后有权向经营者追偿。

生产不符合食品安全标准的食品或者经营明知是不符合食品安全标准的食品，消费者除要求赔偿损失外，还可以向生产者或者经营者要求支付价款十倍或者损失三倍的赔偿金；增加赔偿的金额不足一千元的，为一千元。但是，食品的标签、说明书存在不影响食品安全且不会对消费者造成误导的瑕疵的除外。

第一百四十九条 违反本法规定，构成犯罪的，依法追究刑事责任。

第十章 附 则

第一百五十条 本法下列用语的含义：

食品，指各种供人食用或者饮用的成品和原料以及按照传统既是食品又是中药材的物品，但是不包括以治疗为目的的物品。

食品安全，指食品无毒、无害，符合应当有的营养要求，对人体健康不造成任何急性、亚急性或者慢性危害。

预包装食品，指预先定量包装或者制作在包装材料、容器中的食品。

食品添加剂，指为改善食品品质和色、香、味以及为防腐、保鲜和加工工艺的需要而加入食品中的人工合成或者天然物质，包括营养强化剂。

用于食品的包装材料和容器，指包装、盛放食品或者食品添加剂用的纸、竹、木、金属、搪瓷、陶瓷、塑料、橡胶、天然纤维、化学纤维、玻璃等制品和直接接触食品或者食品添加剂的涂料。

用于食品生产经营的工具、设备，指在食品或者食品添加剂生产、销售、使用过程中直接接触食品或者食品添加剂的机械、管道、传送带、容器、用具、餐具等。

用于食品的洗涤剂、消毒剂，指直接用于洗涤或者消毒食品、餐具、饮具以及直接接触食品的工具、设备或者食品包装材料和容器的物质。

食品保质期，指食品在标明的贮存条件下保持品质的期限。

食源性疾病，指食品中致病因素进入人体引起的感染性、中毒性等疾病，包括食物中毒。

食品安全事故，指食源性疾病、食品污染等源于食品，对人体健康有危害或者可能有危害的事故。

第一百五十一条 转基因食品和食盐的食品安全管理，本法未作规定的，适用其他法律、行政法规的规定。

第一百五十二条 铁路、民航运营中食品安全的管理办法由国务院食品安全监督管理部门会同国务院有关部门依照本法制定。

保健食品的具体管理办法由国务院食品安全监督管理部门依照本法制定。

食品相关产品生产活动的具体管理办法由国务院食品安全监督管理部门依照本法制定。

国境口岸食品的监督管理由出入境检验检疫机构依照本法以及有关法律、行政法规的规定实施。

军队专用食品和自供食品的食品安全管理办法由中央军事委员会依照本法制定。

第一百五十三条 国务院根据实际需要，可以对食品安全监督管理体制作出调整。

第一百五十四条 本法自2015年10月1日起施行。

附录 3

餐饮服务食品安全管理员试题示例

为落实《中华人民共和国食品安全法》规定，强化餐饮服务食品安全管理人员必备知识普及，督促餐饮服务提供者进一步落实食品安全主体责任，提升餐饮业质量安全水平，国家市场监督管理总局组织编写了《餐饮服务食品安全管理人员必备知识参考题库》（以下简称《题库》）：①市场监管总局将通过总局网站公开《题库》，便于餐饮服务提供者组织食品安全管理人员进行学习培训，供各地食品药品监管部门开展餐饮服务监督检查时对食品安全管理人员抽查考试使用。各地可在《题库》基础上，结合当地餐饮服务监管实际及其不同岗位完善学习题库。②各地食品药品监管部门要将加强餐饮服务食品安全管理人员必备知识普及作为落实餐饮服务提供者食品安全主体责任的重点内容，在日常监督检查中，要对餐饮服务食品安全管理人员食品安全知识掌握情况进行现场抽查考试，考试不合格的，要求其在规定时限内进行补考。

餐饮服务食品安全管理人员必备知识参考题库

（共200题，其中判断100题，单选50题，多选50题）

一、判断题（共 100 题）

1. 餐饮服务提供者对其加工制作和经营的食品安全负责。 （ ）
2. 任何单位将食堂对外承包经营，单位的负责人都要对食品安全负责。 （ ）
3. 中小学校和幼儿园委托社会供餐，也要对食品安全负责。 （ ）
4. 学校（含托幼机构）校（院）长是学校（含托幼机构）食品安全第一责任人。（ ）
5. 餐饮服务提供者应当对员工进行食品安全知识培训，保证食品安全。 （ ）
6. 食品经营企业应当配备食品安全管理人员并经考核合格。 （ ）
7. 大型餐饮服务企业和餐饮连锁企业及设有食堂的大中专院校应当建立食品安全管理机构并配备专职管理人员。 （ ）

8. 食品安全管理人员应当负责对购买的食品原辅料、食品加工制作过程、餐饮具清洗消毒、环境卫生等进行管理。（　）
9. 任何单位和个人不得对食品安全事故隐瞒、谎报、缓报，不得隐匿、伪造、毁灭有关证据。（　）
10. 餐饮服务提供者在发生食品安全事故后隐匿、伪造、毁灭有关证据的，责令停产停业，没收违法所得并处10万元以上50万元以下罚款。（　）
11. 任何组织或者个人有权举报食品安全违法行为。（　）
12. 倡导餐饮服务提供者公开加工过程，公示食品原料及其来源。（　）
13. 食品经营许可申请人应当对许可申请材料的真实性负责。（　）
14. 委托他人办理食品经营许可申请的，代理人应当提交授权委托书以及代理人的身份证明文件。（　）
15. 食品经营许可证的正本和副本具有同等法律效力。（　）
16. 餐饮服务提供者不得伪造、涂改、倒卖、出租、出借、转让食品经营许可证。（　）
17. 转让餐馆时，可以将食品经营许可证一并转让。（　）
18. 食品经营许可的事项发生变化后，应当在10个工作日内申请变更。（　）
19. 餐饮服务提供者应当对监督检查人员现场检查中形成的检查记录、询问记录和抽样检验等文书进行核对，核对无误后签字或者盖章。（　）
20. 日常监督检查结果为不符合，有发生食品安全事故潜在风险时，餐饮服务提供者应当边整改边经营。（　）
21. 日常监督检查结果为基本符合时，餐饮服务提供者应当按照监管部门的要求限期整改，并报告整改情况。（　）
22. 职业学校、普通中等学校、小学、特殊教育学校、托幼机构的食堂原则上不得申请生食类食品制售项目。（　）
23. 制作生食海产品时可以不在专间操作。（　）
24. 餐饮服务提供者不得采购、贮存、使用亚硝酸盐。（　）
25. 餐饮服务提供者可以在食品库房内存放杀虫剂、鼠药。（　）
26. 餐饮服务提供者不得使用工业用洗涤剂、消毒剂对餐饮具进行清洗、消毒。（　）
27. 餐饮服务提供者可以将醇基燃料作为酒水提供给消费者饮用。（　）
28. 餐饮服务场所内可以设立圈养、宰杀活的禽畜类动物的区域。（　）
29. 餐饮服务提供者采购蔬菜水果时可以到商场、超市、蔬菜水果种植基地、批发市场采购，采购时要查验蔬菜水果的感官性状。（　）
30. 餐饮服务提供者采购肉类时可以到屠宰场、商场、超市采购，在屠宰场采购的应当索取肉品的检疫合格证明。（　）

31. 餐饮服务提供者不得采购来源不明、标识不清、感官性状异常的食用油。（　）
32. 餐饮服务提供者经营的酒水饮料可以从取得许可证的生产企业、商场超市采购，不得销售假酒。（　）
33. 餐饮服务企业采购食品，应保存购货凭证，如实记录食品的名称、数量、进货日期等内容。（　）
34. 实行统一配送经营方式的餐饮服务企业，可以由企业总部统一查验供货者的许可证和食品合格证明文件，进行食品进货查验。（　）
35. 添加了食品添加剂的食品一定不安全。（　）
36. 天然食品添加剂一定比化学合成的食品添加剂更安全。（　）
37. 餐饮服务提供者应当定期检查库存食品，及时清理变质或者超过保质期的食品。（　）
38. 餐饮服务企业应当制定食品安全事故处置方案。（　）
39. 接触直接入口食品的包装材料、餐具、饮具和容器应当无毒、清洁。（　）
40. “冷食类食品”一般指无需再加热，在常温或者低温状态下即可食用的食品，包括熟食卤味、生食瓜果蔬菜、腌菜等。（　）
41. “生食类食品”一般特指生食水产品，尽量不要生食淡水水产品。（　）
42. 食品处理区按清洁程度可分为一级清洁操作区、二级清洁操作区和三级清洁操作区。（　）
43. 可以用切过生肉的菜板切熟食。（　）
44. 可以在清洗原料的水池内涮洗墩布。（　）
45. 食品处理区的抹布应用途明确，定位存放，保持清洁。（　）
46. 餐饮服务提供者应当定期对加工制作和经营食品的质量安全状况进行自查。（　）
47. 进口的预包装食品可以不标注中文标签。（　）
48. 为预防豆浆中毒，需将豆浆在“假沸”后保持沸腾3分钟以上。（　）
49. 需要冷藏的熟制食品，应当在冷却后及时冷藏。（　）
50. 可以将未密封的熟食和生肉一起存放。（　）
51. 专间的温度应不高于30℃。（　）
52. 餐饮服务提供者可以使用盛放过农药化肥的包装袋盛放食品原料。（　）
53. 餐饮服务提供者可以使用盛放过油漆、涂料等工业产品的容器盛放食品原料。（　）
54. 可以使用甲醛泡发海产品。（　）
55. 蒸制馒头、包子、花卷等可以使用含铝泡打粉。（　）
56. 经营鲜活水产品的餐饮服务提供者可以在饲养用水中添加硝基呋喃、孔雀石绿等。（　）

57. 制作现榨果汁、食用冰等可以使用自来水。 （ ）
58. 用于制作现榨饮料、食用冰等食品的水，应为通过符合相关规定的净水设备处理后或煮沸冷却后的饮用水。 （ ）
59. 自行对餐饮具清洗消毒的应当配备清洗消毒设备设施，采用蒸煮等方法消毒。 （ ）
60. 不具备清洗消毒条件的餐饮服务提供者可以使用合法的集中消毒单位提供的餐饮具。 （ ）
61. “专间”内不得设置明沟。 （ ）
62. 餐饮服务提供者应当定期清理排水沟内的污物。 （ ）
63. 售出后的菜品消费者如果未食用完，餐饮服务提供者可以回收加工后再次销售。 （ ）
64. 蔬菜、水果、生食的海产品等食品原料可在专间内清洗处理。 （ ）
65. 专间内应由专人加工制作，非操作人员不得擅自进入。 （ ）
66. 餐饮服务提供者应当对消费者提出的投诉立即核实，妥善处理。 （ ）
67. 可以在贮存食品原料的场所内存放个人生活物品。 （ ）
68. 申请食品经营许可，应当先行取得营业执照等合法主体资格。 （ ）
69. 低温能彻底杀灭微生物，所以冰箱可用来长期保存食品。 （ ）
70. 采购的食品添加剂标签上应该载明“食品添加剂”字样。 （ ）
71. 禁止在餐食中加入药品，但中药材除外。 （ ）
72. 餐饮服务提供者终止经营，食品经营许可被撤回、撤销或者吊销的，应当在30个工作日内申请办理注销。 （ ）
73. 被许可人以欺骗、贿赂等不正当手段取得食品经营许可的，由原发证部门撤销许可，并处1万元以上3万元以下罚款。 （ ）
74. 餐饮服务提供者采购、使用、销售无中文标签的进口预包装食品，货值金额不足1万元的，将被处以5千元以上5万元以下罚款。 （ ）
75. 餐饮服务提供者采用乙醇消毒容器、物体表面或从业人员手部的，浓度为99%的乙醇消毒效果优于浓度为75%的乙醇。 （ ）
76. 发生食品安全事故或疑似食品安全事故的餐饮服务提供者，应当按照事故调查部门的要求提供相关资料和样品，不得拒绝。 （ ）
77. 发生食物中毒或者疑似食物中毒后，餐饮服务提供者与中毒者协商解决了医疗及赔偿事宜的，可不必向当地食品药品监督管理部门、卫生行政部门报告。 （ ）
78. 食品的冷藏温度要求和冷冻温度要求是一样的。 （ ）
79. 清洗消毒后的餐用具最好用沥干、烘干的方式。使用抹布擦干的，抹布应

专用，并经清洗消毒后方可使用。（ ）
80. 加工海产品时，必须严格区分加工用具和容器等，避免引发副溶血性弧菌食物中毒。（ ）
81. 集体聚餐人数超过100人的，餐饮服务提供者应当为提供的食品成品留样。（ ）
82. 野生蘑菇中存在多种有毒品种，食用中毒后病死率高，餐饮服务提供者经营野生蘑菇的要确保经营的蘑菇中未混入有毒品种。（ ）
83. 餐饮服务工作人员上厕所后应洗净手部，接触直接入口食品的人员还应消毒手部。（ ）
84. 餐饮服务提供者可以经营养殖河豚活鱼和未经加工的河豚整鱼。（ ）
85. 螺类在生长过程中易被寄生虫污染，加工时应烧熟煮透。（ ）
86. 餐饮服务中使用的洗涤剂、消毒剂应符合食品安全标准。（ ）
87. 幼儿园和中小学食堂尽量不要加工制作四季豆。（ ）
88. 餐饮服务提供者加工四季豆时应烧熟煮透，避免造成食物中毒。（ ）
89. 大型连锁餐饮企业应制定内部的餐饮服务食品安全操作规程。加工制作地方特色餐饮食品的要制定规范的加工制作方法。（ ）
90. 从事接触直接入口食品的人员应当进行健康检查，取得健康证明后方可上岗工作。（ ）
91. 食品处理区内可以设置卫生间。（ ）
92. 餐饮服务提供者加工食品的用水，应当符合国家规定的生活饮用水卫生标准。（ ）
93. 餐饮服务提供者应当在经营场所的显著位置悬挂或者摆放食品经营许可证正本。（ ）
94. 食品经营许可证遗失、损坏的，应当向原发证部门申请补办。（ ）
95. 集体用餐配送单位在配送食品过程中，应将食品的中心温度保持在8℃以下或60℃以上。（ ）
96. 餐饮服务提供者在制作的原味果汁中可以添加呈味香精。（ ）
97. 餐饮服务提供者应保持就餐场所的空气流通和卫生清洁。（ ）
98. 为勤俭节约，餐饮服务提供者可以重复使用火锅底料。（ ）
99. 餐饮服务提供者对所有项目的食品检验结论均可以申请复检。（ ）
100. 网络餐饮服务第三方平台提供者设立从事网络餐饮服务分支机构的，应当在设立后30个工作日向所在地食品药品监管部门备案。（ ）

二、单项选择题（共50题）

1. 有关食品安全的正确表述是（ ）。

A. 经过灭菌，食品中不含有任何细菌

B．食品无毒、无害，符合应当有的营养要求，对人体健康不造成任何急性、亚急性或者慢性危害

C．含有食品添加剂的食品一定是不安全的

D．食品即使超过了保质期，但外观、口感正常仍是安全的

2．以下关于食品安全标准的说法正确的是（　）。

A．食品安全标准是鼓励性标准　　B．食品安全标准是推荐性标准

C．食品安全标准是强制性标准　　D．食品安全标准是自愿性标准

3．餐饮服务提供者申办《食品经营许可证》时，正确的做法是（　）。

A．一所学校内有多个食堂（厨房独立设置）的，只需申办一个许可证

B．一家宾馆内有多个餐厅（厨房独立设置）的，只需申办一个许可证

C．同一法定代表人的餐饮连锁企业，只需申办一个许可证

D．食品经营许可实行一地一证原则，每个经营场所均需要申办许可证

4．餐饮服务提供者加工经营河豚的正确做法是（　）。

A．可以经营所有品种的野生河豚

B．可以经营所有品种的养殖河豚活鱼

C．可以经营所有品种的养殖河豚整鱼

D．只能经营农业农村部批准的养殖河豚加工企业加工好的河豚制品

5．餐饮服务提供者对食品的理化指标检验结论有异议的，可以自收到检验结论之日起（　）个工作日内提出复检申请。

A．7　　B．10　　C．15　　D．30

6．餐饮服务提供者在一年内累计（　）次受到责令停产停业、吊销许可证以外处罚的，由食品药品监管部门责令停产停业，直至吊销许可证。

A．2　　B．3　　C．4　　D．5

7．餐饮服务提供者财产不足以同时承担民事赔偿责任和缴纳罚款、罚金时，应当（　）。

A．先承担民事赔偿责任　　B．先缴纳罚款罚金

C．减少赔偿金额和罚款金额　　D．不予赔偿和缴纳罚款罚金

8．餐饮服务提供者在食品安全管理中必须贯彻执行的技术法规是（　）。

A．《餐饮服务食品安全操作规范》

B．《食品安全管理体系餐饮业要求》（GB/T 27306—2008）

C．《质量管理体系要求》（GB/T 19001—2016）

D．五常法、六T法

9．下列加工制作可以在专用操作区内进行的是（　）。

A．生食类食品　　B．裱花蛋糕

C. 所有冷食类食品　　　　　　　　D. 现榨果蔬汁、果蔬拼盘

10. 餐饮具保洁场所属于哪类操作区（　）。

A. 清洁操作区　　　　　　　　　　B. 准清洁操作区

C. 一般操作区　　　　　　　　　　D. 以上都不是

11. 食品的进货查验记录和进货凭证保存期限不得少于产品保质期满后（　）。

A. 3个月　　　　　　　　　　　　B. 6个月，没有明确保质期的不少于24个月

C. 12个月　　　　　　　　　　　　D. 18个月

12. 餐饮服务提供者在散装食品的贮存位置可以不标明哪项内容（　）。

A. 食品的名称　　　　　　　　　　B. 食品的生产日期或生产批号

C. 食品的成分或者配料表　　　　　D. 保质期

13. 被吊销许可证的餐饮服务提供者，其法定代表人、直接负责的主管人员和其他直接责任人员自处罚决定作出之日起（　）年内不得申请食品生产经营许可、从事食品生产经营管理工作和担任食品生产经营企业食品安全管理人员。

A. 2　　　　B. 3　　　　C. 4　　　　D. 5

14. 餐饮服务人员从事以下哪项操作时应戴口罩（　）。

A. 切酱牛肉　　　　B. 切生牛肉　　　　C. 炖牛肉　　　　D. 洗生牛肉

15. 餐饮服务提供者加工食品时可以添加（　）。

A. 药品　　　　　　　　　　　　　B. 任何中药材

C. 按照传统既是食品又是中药材的物质　D. 少数西药

16. 下列不属于食品原料的物质是（　）。

A. 罂粟壳　　　　B. 黑胡椒　　　　C. 橘子罐头　　　　D. 中式腊肠

17. 下列关于过期食品处置措施正确的是（　）。

A. 尽快使用　　　　B. 降价销售　　　　C. 禁止使用　　　　D. 混合使用

18. 在食用冰中保存的生食海鲜，加工后至食用时的间隔时间不得超过（　）小时。

A. 1　　　　B. 2　　　　C. 4　　　　D. 24

19. 全国食品安全的投诉举报电话是（　）。

A. 12315　　　　B. 12320　　　　C. 12331　　　　D. 12365

20. 餐饮服务提供者发生食物中毒后，应立即采取下列哪项措施（　）。

A. 停止经营，封存可能导致事故的食品及原料、工具、设备

B. 清扫现场，搞好室内外卫生

C. 废弃剩余食品

D. 调换加工人员

21. 因食品安全犯罪被判处有期徒刑以上刑罚的人员，（　）不得从事食品生产经营管理工作，也不得担任食品生产经营企业食品安全管理人员。

A．5年内　B．10年内　C．20年内　D．终身

22．食品安全管理人员每年应接受不少于（　）小时的食品安全集中培训。

A．12　B．24　C．30　D．40

23．留样食品的留样数量不少于（　）克。

A．20　B．50　C．75　D．125

24．易引起组胺中毒的鱼类是（　）。

A．河豚　B．青皮红肉海产鱼　C．带鱼　D．甲鱼

25．易引起沙门菌食物中毒的食品是（　）。

A．家禽及蛋类　B．蔬菜及水果　C．水产品　D．乳及乳制品

26．易引起副溶血性弧菌食物中毒的食品是（　）。

A．家禽及蛋类　B．蔬菜及水果　C．海产品　D．乳及乳制品

27．最易污染黄曲霉并产生黄曲霉毒素B_1的食品是（　）。

A．家禽及蛋类　B．蔬菜及水果　C．水产品　D．花生、玉米

28．为预防豆浆中毒，需将豆浆在“假沸”后保持沸腾（　）分钟以上。

A．1　B．2　C．3　D．5

29．禁止餐饮业采购、加工和销售的螺类是（　）。

A．花螺　B．黄泥螺　C．织纹螺　D．田螺

30．专间使用紫外线灯消毒空气的，应在无人工作时开启（　）分钟以上。

A．10　B．15　C．20　D．30

31．大多数细菌能够快速生长繁殖的温度范围是（　）。

A．−15～0℃　B．0～9℃　C．8～60℃　D．61～70℃

32．关于食品贮存、运输的做法不正确的是（　）。

A．装卸食品的容器、工具、设备应当安全、无毒无害、保持清洁

B．防止食品在储存、运输过程中受到污染

C．食品贮存、运输温度符合食品安全要求

D．将食品与有毒有害物品一起运输

33．留样食品应保留（　）小时以上。

A．12　B．24　C．36　D．48

34．下列哪类加工场所内废弃物容器盖子应为非手动开启式（　）。

A．粗加工场所　B．切配场所

C．专间　D．餐用具清洗消毒场所

35．为防止鼠类侵入，餐饮服务提供者应在排水沟出口处设置网眼孔径小于（　）毫米的金属隔栅或网罩。

A．6　B．10　C．18　D．25

36. 接触直接入口食品的从业人员应当（　　）进行一次健康检查。

A. 每6个月　　B. 每1年　　C. 每18个月　　D. 每2年

37. 餐饮服务提供者应当在经营场所的显著位置悬挂或者摆放（　　）。

A. 营业执照　　B. 酒类流通许可证　　C. 食品经营许可证　　D. 税务登记证

38. 餐饮服务提供者应当将食品药品监管部门张贴的日常监督检查结果记录表保持（　　）。

A. 到下次监督检查时　　B. 3个月

C. 6个月　　D. 2年

39. 食品烧熟煮透的中心温度应不低于（　　）。

A. 50℃　　B. 60℃　　C. 65℃　　D. 70℃

40. 以下哪种情形可免予处罚（　　）。

A. 履行了进货查验等义务，有充分证据证明其不知道所采购的食品不符合食品安全标准，并能如实说明其进货来源

B. 生产经营微生物含量超过食品安全标准限量的食品

C. 生产经营掺假掺杂的食品

D. 生产经营死因不明的禽、畜、兽、水产动物肉类及其制品

41. 许可申请人隐瞒真实情况或者提供虚假材料申请食品经营许可的，申请人在（　　）内不得再次申请食品经营许可。

A. 3个月　　B. 6个月　　C. 1年　　D. 2年

42. 食品经营许可证载明的许可事项发生变化，餐饮服务提供者未按规定申请变更许可的，由原发证部门责令改正，给予警告；拒不改正的，处（　　）元罚款。

A. 1千～1万　　B. 2千～1万　　C. 5千～1万　　D. 5千～2万

43. 餐饮服务提供者撕毁、涂改日常监督检查结果记录表，或者未保持日常监督检查结果记录表至下次日常监督检查的，由市、县级食品药品监督管理部门责令改正，给予警告，并处（　　）元罚款。

A. 5千～5万　　B. 5千～3万　　C. 2千～3万　　D. 2千～2万

44. 餐饮服务提供者需要延续食品经营许可有效期的，应当在该许可有效期届满（　　）个工作日前，向原发证部门提出申请。

A. 10　　B. 20　　C. 25　　D. 30

45. 餐饮服务提供者应在（　　）位置公示食品安全投诉举报电话。

A. 会议室　　B. 负责人办公室

C. 就餐场所醒目位置　　D. 加工操作间

46. 违反《中华人民共和国食品安全法》规定，构成犯罪的（涉嫌食品安全犯罪的），应当（　　）。

A．可以以罚代刑

B．依法追究其刑事责任

C．依法不应追究刑事责任的，不再给予行政处罚

D．经审查没有犯罪事实但依法应当予以行政处罚的，由公安机关予以处罚

47．以下避免熟食品受到各种病原菌污染的措施中错误的是（　）。

A．接触直接入口食品的人员经常洗手但不消毒

B．保持食品加工操作场所清洁

C．避免昆虫、鼠类等动物接触食品

D．避免生食品与熟食品接触

48．以下预防细菌性食物中毒的措施中错误的是（　）。

A．尽量缩短食品存放时间

B．尽量当餐食用加工制作的熟食品

C．尽快使用完购进的食品原料

D．超过加工场所和设备的承受能力加工食品

49．使用化学消毒法消毒餐具时，配好的消毒液一般多长时间更换一次（　）。

A．每4小时　　B．每5小时　　C．每6小时　　B．每8小时

50．以下关于食品召回的做法中错误的是（　）。

A．发现其经营的食品不符合食品安全标准或者有证据证明可能危害人体健康，立即停止经营

B．对召回的食品进行无害化处理、销毁后，向所在地县级人民政府食品药品监督管理部门报告

C．通知相关生产经营者和消费者，并记录停止经营和通知情况

D．对召回的食品采取无害化处理、销毁等措施，防止其再次流入市场

三、多项选择题（共50题）

1．餐饮服务提供者依法应当履行的食品安全职责和义务包括（　）。

A．持证经营，保持经营场所和条件持续符合食品安全要求

B．建立食品安全管理制度，配备食品安全管理人员，明确各岗位食品安全责任

C．组织职工进行食品安全培训，增强其守法经营意识，规范其经营行为

D．组织职工进行健康检查，及时调离患有有碍食品安全疾病或病症的人员

2．禁止采购使用下列哪类肉类及其制品（　）。

A．病死的　　B．毒死的

C．死因不明的　　D．未经检验或者检疫不合格的

3．发生食品安全事故后，任何单位和个人不得（　）。

A．隐瞒、谎报、缓报事故信息　　B．隐匿、伪造、毁灭有关证据

C．配合事故调查处理　　　　　　　　D．积极救治中毒人员

4．食品安全监管人员对餐饮服务提供者进行监督检查时，有权采取下列哪项措施（　）。

A．进入生产经营场所实施现场检查

B．对生产经营的食品等进行抽样检验

C．查阅、复制有关合同、票据、账簿以及其他有关资料

D．查封违法从事生产经营活动的场所

5.《中华人民共和国刑法》中有关食品安全犯罪的罪名主要有（　）。

A．生产、销售不符合食品安全标准的食品罪

B．生产、销售有毒、有害食品罪

C．生产、销售不符合安全标准的产品罪

D．生产、销售伪劣产品罪

6．造成细菌性食物中毒的常见原因为（　）。

A．原料腐败变质　　　　　　　　B．加工过程发生生熟交叉污染

C．从业人员带菌污染食品　　　　D．食品未烧熟煮透

7．厨房中造成交叉污染的常见因素有（　）。

A．生、熟食品混存混放

B．生、熟食品加工工用具及盛装容器混用

C．接触直接入口食品的工具、容器使用前未消毒

D．从业人员加工熟食品后不洗手直接择菜洗菜

8．食品药品监管部门作出下列哪项处罚决定前，应当告知当事人有要求举行听证的权利（　）。

A．吊销《食品经营许可证》　　　　B．责令停业

C．责令改正，给予警告　　　　　　D．较大数额罚款

9．下列关于餐饮具清洗消毒的程序哪项是正确的（　）。

A．去残渣→洗涤剂去污→清水冲洗→物理消毒→保洁

B．去残渣→洗涤剂去污→清水冲洗→化学消毒→保洁

C．去残渣→洗涤剂去污→清水冲洗→保洁

D．去残渣→洗涤剂去污→清水冲洗→化学消毒→清水冲洗→保洁

10．餐饮服务提供者消毒餐饮具时，可采用的消毒方式包括（　）。

A．煮沸或蒸汽消毒　　　　　　　B．红外线加热消毒

C．紫外线消毒　　　　　　　　　D．用含氯消毒药物消毒

11．下列关于餐饮具消毒方法正确的是（　）。

A．煮沸消毒，温度100℃，10分钟以上

B．红外线消毒，温度120℃以上，10分钟以上

C．洗碗机消毒，水温65℃，30秒以上

D．含氯消毒剂消毒，在有效氯浓度250毫克/升以上的消毒液中浸泡3分钟

12．餐饮服务环节发生化学性食物中毒的常见原因为（　）。

A．食用了毒蕈、野生河豚、发芽马铃薯

B．食用了含禁用农药的蔬菜

C．食用了未烧熟煮透的豆浆、四季豆

D．误将亚硝酸盐当作食盐

13．餐饮服务提供者预防细菌性食物中毒的基本原则为（　）。

A．防止食品受到病原菌污染　　B．控制病原菌繁殖

C．杀灭病原菌　　D．在食品中添加抗生素

14．防控食品受到病原菌污染的措施主要为（　）。

A．保持加工场所清洁卫生，防止滋生蚊蝇、蟑螂、老鼠等有害生物

B．严格清洗和消毒餐饮具、加工工用具及容器

C．严格执行从业人员健康管理制度，患有国务院卫生行政部门规定的有碍食品安全疾病的人员，不得从事接触直接入口食品的工作

D．严格执行加工人员个人卫生制度

15．不得将食品与下列哪项物质一同贮存、运输（　）。

A．食品添加剂　　B．餐饮具

C．有毒物品　　D．有害物品

16．下列有关餐饮经营场所卫生间管理正确的是（　）。

A．设置独立的排风设置

B．出口附件设置洗手设施，并配备洗手液（皂）、消毒液、擦手纸、干手器等

C．定期清洗卫生间设施、设备，并做好记录

D．保持清洁卫生，无污物、无垃圾

17．餐饮服务提供者采购国内食品生产企业生产的预包装食品时，应当查验下列哪项内容（　）。

A．食品的名称、规格、净含量　　B．食品的生产日期、保质期

C．生产者的名称、地址、联系方式　　D．生产许可证编号、产品标准代号

18．下列哪项物质为食品生产经营活动中禁止使用的非食用物质（　）。

A．硼砂　　B．罂粟壳　　C．酸性橙（金黄粉）　D．柠檬黄

19．下列哪项物质为食品生产经营活动中禁止使用的非食用物质（　）。

A．吊白块　　B．甲醛　　C．苏丹红　　D．三聚氰胺

20．对违反食品安全法律法规规定餐饮服务提供者，可处以（　）。

A. 罚款　　B. 吊销许可证　　C. 行政拘留　　D. 判刑

21. 专间内需要有下列哪项专用设施（　）。

A. 冷藏设备　　B. 空气消毒设施

C. 工具清洗消毒设施　　D. 独立的空调设施

22. 对在加工制作的食品中非法添加药品的行为，应当给予的处罚为（　）。

A. 没收违法所得和违法生产经营的食品，并可没收用于违法生产经营的工具、设备、原料等物品

B. 货值金额不足1万元的，并处10万～15万元罚款；货值金额1万元以上的，并处货值金额5～10倍罚款

C. 情节严重的，吊销许可证，并可由公安机关对其直接负责的主管人员和其他直接责任人员处30日拘留

D. 构成犯罪的，依法追究刑事责任

23. 晨检时发现从业人员存在下列哪项病症，应立即将其调离接触直接入口食品的工作岗位（　）。

A. 发热　　B. 腹泻　　C. 皮肤伤口或感染　　D. 头晕

24. 存放消毒后餐用具的保洁设施，应符合下列哪项要求（　）。

A. 标记明显　　B. 结构密闭　　C. 易于清洁　　D. 材质透明

25. 下列有关裱花蛋糕加工制作的要求中正确的是（　）。

A. 在专用冰箱中冷藏蛋糕坯

B. 当天加工、当天使用裱浆和经清洗消毒的新鲜水果

C. 植脂奶油裱花蛋糕储藏温度在10±2℃

D. 蛋白裱花、奶油裱花、人造奶油裱花等蛋糕储藏温度不超过30℃

26. 下列有关备餐操作的要求中正确的是（　）。

A. 认真检查待供应食品，发现腐败变质或感官异常的，不得供应

B. 分派菜肴、整理造型的用具使用前消毒

C. 加工制作围边、盘花等的材料应符合食品安全要求，使用前应清洗消毒

D. 烹饪后至食用前超过2小时的食品，存放在常温环境中

27. 接触直接入口食品的从业人员，出现下列哪项情形时应洗手消毒（　）。

A. 处理食物前

B. 接触生食物后、接触受到污染的工具或设备后

C. 使用卫生间后、处理动物或废弃物后

D. 咳嗽、打喷嚏或擤鼻涕后

28. 倡导餐饮服务提供者开展下列哪项活动（　）。

A. 宣传普及食品安全法律法规及知识

B．连锁经营与配送

C．采用食品安全管理先进技术和管理规范

D．公开食品加工过程，公示食品原料及其来源等信息

29．国务院卫生行政部门规定的有碍食品安全的疾病包括（　）。

A．霍乱、细菌性和阿米巴性痢疾

B．伤寒和副伤寒

C．病毒性肝炎（甲型、戊型）

D．活动性肺结核、化脓性或者渗出性皮肤病

30．下列有关餐厨废弃物处置要求正确的是（　）。

A．建立餐厨废弃物处置管理制度

B．分类放置餐厨废弃物，做到周产周清

C．将餐厨废弃物交由经相关部门许可或备案的餐厨废弃物收运、处置单位处理

D．建立餐厨废弃物处置台账，详细记录有关情况

31．禁止餐饮服务提供者采购、使用的食品添加剂为（　）。

A．亚硝酸钠　B．亚硝酸钾　C．硫酸铝钾　D．硫酸铝铵

32．食品留样记录中应包含下列哪项内容（　）。

A．留样食品名称　B．留样时间　C．留样人员　D．加工人员

33．下列哪项加工制作必须在专间内进行（　）。

A．加工制作冷食类食品　B．加工制作生食类食品

C．加工制作裱花蛋糕　D．加工制作饮料

34．下列有关从业人员个人卫生的行为中正确的是（　）。

A．穿戴清洁的工作衣帽　B．头发不外露

C．留长指甲，涂指甲油　D．饰物外露

35．餐饮服务提供者应当履行以下哪项食品安全法定职责和义务（　）。

A．严格制定并实施原料控制要求、过程控制要求，

B．开展食品安全自查，评估食品安全状况，及时整改问题，消除风险隐患

C．及时妥善处理消费者投诉，依法报告和处置食品安全事故

D．接受政府监管和社会监督，依法承担行政、民事和刑事责任

36．餐饮服务提供者申请食品经营许可时，应当具备下列哪项条件（　）。

A．具有与经营的食品品种、数量相适应的场所、设备或者设施

B．与有毒有害场所以及其他污染源保持一定距离

C．有专职或兼职食品安全管理人员和保证食品安全的规章制度

D．具有合理的设备布局和工艺流程

37．餐饮服务提供者加工制作菜品时，应符合下列哪项规定（　）。

A．可以添加西药
B．可以添加中草药
C．可以添加按照传统既是食品又是中药材的物质
D．不添加药品
38．从事网络餐饮经营的餐饮服务提供者应遵守以下哪项规定（　）。
A．具有实体店
B．取得食品经营许可证
C．在许可核定的范围内从事经营活动，不得超范围经营
D．在网络上公示其食品经营许可证、量化分级动态等级
39．从事网络餐饮经营的餐饮服务提供者应遵守下列哪项与网络订餐送餐有关的规定（　）。
A．网上公示的店名、地址、订餐食品等信息与实际一致，不得虚假
B．送餐食品包装严密，防止送餐途中受到污染
C．送餐食品有保鲜、保温、冷藏或冷冻要求的，采取能保证食品安全的相应措施
D．委托具备相应能力的企业送餐
40．下列哪项为餐饮服务提供者预防细菌性食物中毒的关键控制点（　）。
A．避免熟食品在加工、贮存中受到各种病原菌污染
B．控制好食品的加热温度和熟食品的贮存温度
C．控制好熟食的存放时间，尽量当餐食用
D．食品的加工量与加工条件相吻合，防止超过加工场所的承受能力加工
41．以下哪项为防止生熟交叉污染的有效措施（　）。
A．采用材质、形状、颜色、标识等方式明显区分加工生熟食品的工用具、容器等
B．彻底洗净接触直接入口食品的餐饮具、工用具、容器
C．从业人员洗手消毒后加工熟食
D．在专间或专用场所内加工直接入口食品
42．餐饮服务提供者购买下列哪项物品时应当实行进货查验制度（　）。
A．食品　　B．食品洗涤剂、消毒剂
C．桌椅板凳　　D．杀虫剂
43．餐饮服务企业采购食品原料时应当遵守以下哪项要求（　）。
A．查验供货者的许可证、食品检验合格证明
B．检查原料感官性状，不采购食品安全法禁止生产经营的食品
C．按规定索取并留存购物凭证
D．按规定记录采购食品的相关信息
44．下列哪种情形不符合从业人员个人卫生要求（　）。

A．未经更衣洗手直接进入加工间

B．将私人物品带入食品处理区

C．在食品处理区内吸烟、饮食

D．进入专间的人员洗手消毒后，穿戴专用的工作衣帽并佩戴口罩

45．生吃水产品存在较高的食品安全风险，加工不当可引起（　）。

A．细菌性食物中毒　　B．食品口感不好

C．食源性寄生虫病　　D．食源性肠道传染病

46．将食品离地离墙贮存是为了（　）。

A．便于存取　　B．通风防潮

C．防止有害生物藏匿　　D．便于检查和清洁

47．未取得食品经营许可从事餐饮服务，应当承担以下哪项法律责任（　）。

A．没收违法所得

B．没收用于违法经营的工具、设备、原料等物品

C．违法经营的食品货值金额不足1万元的，处5万～10万元罚款

D．货值金额1万元以上的，处货值金额5倍以上10倍以下罚款

48．餐饮服务经营者拒绝、阻挠、干涉食品药品监管部门依法开展食品安全监督检查、事故调查处理的，相关部门可给予其何种处罚（　）。

A．责令改正，给予警告

B．责令停产停业，并处2千～5万元罚款

C．情节严重的，吊销许可证

D．构成违反治安管理行为的，由公安机关依法给予治安管理处罚

49．下列哪种食品属于禁止生产经营的食品（　）。

A．腐败变质的食品

B．死因不明的禽、畜、兽等动物肉类

C．按照国家食品安全标准添加了食品添加剂的食品

D．营养成分不符合食品安全标准的食品

50．以下清洗消毒餐具的做法中错误的是（　）。

A．消毒后的餐具应贮存在专用保洁设施内备用

B．重复使用一次性餐用具时要注意洗净以后再消毒

C．消毒后的餐具一定要使用抹布、餐巾擦干

D．使用化学消毒法消毒餐具时，要注意定时测量消毒液浓度，浓度低于要求时应立即更换或适量补加消毒液

参考文献

[1] 罗兰，安玉发，张红霞，等. 我国食品安全现状与风险来源：以餐饮业为例[J]. 中国卫生政策研究，2013，6（7）：51–56.

[2] 南俊华. 餐饮业食品安全控制［M］. 北京：中国标准出版社，2005.

[3] 湖北省团餐快餐生产供应协会. 餐饮服务食品安全操作指南［M］. 北京：中国医药科技出版社，2017.

[4] 国家食品药品监督管理局高级研修学院. 餐饮服务单位食品安全管理人员培训教材［M］. 天津：天津科学技术出版社，2015.

[5] 陈锡江，王旭，张钰英，等. 餐饮服务食品安全监管实务一本通［M］. 广州：广东科技出版社，2011.

[6] 南俊华，郭贵生，陈永祥，等. 餐饮业食品安全控制［M］. 北京：中国标准出版社，2005.

[7] 熊敏，王鑫. 餐饮食品安全［M］. 南京：东南大学出版社，2015.

[8] 王京法，杨滨，马立萍，等. 食品卫生与安全［M］. 昆明：云南大学出版社，2015.